"积极应对人口老龄化"全生命周期残疾防控科普系列丛书

丛书主编 | 郑晓瑛　郭　超

U0321544

残疾预防与控制
精神卫生

蔡　军　张伟波 ◎ 主编

CANJI YUFANG

YU KONGZHI

JINGSHEN WEISHENG

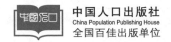

中国人口出版社
China Population Publishing House
全国百佳出版单位

图书在版编目（CIP）数据

残疾预防与控制.精神卫生 / 蔡军,张伟波主编
.— 北京：中国人口出版社，2024.3
（"积极应对人口老龄化"全生命周期残疾防控科普
系列丛书 / 郑晓瑛主编）
　　ISBN 978-7-5101-8830-5

Ⅰ.①残… Ⅱ.①蔡… ②张… Ⅲ.①残疾 - 预防（卫
生）②精神卫生 - 预防（卫生）Ⅳ.① R1 ② R749

中国版本图书馆 CIP 数据核字 (2022) 第 231821 号

"积极应对人口老龄化"全生命周期残疾防控科普系列丛书

残疾预防与控制·精神卫生

"JIJI YINGDUI RENKOU LAOLINGHUA" QUAN SHENGMING ZHOUQI CANJI FANGKONG
KEPU XILIE CONGSHU
CANJI YUFANG YU KONGZHI · JINGSHEN WEISHENG

蔡　军　张伟波　主编

责 任 编 辑	魏　娜	
美 术 编 辑	侯　铮	
责 任 印 制	林　鑫　任伟英	
出 版 发 行	中国人口出版社	
印　　　刷	小森印刷（北京）有限公司	
开　　　本	880 毫米 ×1230 毫米 1/32	
印　　　张	4	
字　　　数	71 千字	
版　　　次	2024 年 3 月第 1 版	
印　　　次	2024 年 3 月第 1 次印刷	
书　　　号	ISBN 978-7-5101-8830-5	
定　　　价	38.00 元	

电 子 信 箱	rkcbs@126.com
总编室电话	(010) 83519392
发行部电话	(010) 83510481
传　　　真	(010) 83538190
地　　　址	北京市西城区广安门南街 80 号中加大厦
邮　　　编	100054

"积极应对人口老龄化"全生命周期残疾防控科普系列丛书

—— 编委会 ——

丛书主编　郑晓瑛　郭　超

丛书编委（以姓氏汉语拼音为序）

蔡　军　上海市精神卫生中心

楚长彪　首都医科大学宣武医院

段蕾蕾　中国疾病预防控制中心慢性非传染性疾病预防控制中心

耳玉亮　中国疾病预防控制中心慢性非传染性疾病预防控制中心

高　峰　中国康复研究中心北京博爱医院

龚树生　首都医科大学附属北京友谊医院

郭　超　北京大学

韩　娜　北京大学人民医院、国家创伤医学中心

金子兵　首都医科大学附属北京同仁医院、北京市眼科研究所

李建军　中国康复研究中心北京博爱医院

梁　巍　中国听力语言康复研究中心

孙迎春　中国康复研究中心北京博爱医院

王　华　湖南省儿童医院、国家卫健委出生缺陷研究与预防重点实验室

王　玥　首都医科大学附属北京安定医院

谢　静　首都医科大学附属北京友谊医院

邢亚静　中国听力语言康复研究中心

徐海林　北京大学人民医院

薛　静　中国听力语言康复研究中心

杨德刚　中国康复研究中心北京博爱医院

杨晓慧　首都医科大学附属北京同仁医院

杨艳玲　北京大学第一医院

张庆苏　中国康复研究中心北京博爱医院

张伟波　上海市精神卫生中心

张　新　中国康复研究中心北京博爱医院

郑晓瑛　北京协和医学院、北京大学

残疾预防与控制·精神卫生

—— 编委会 ——

主　编

蔡　军　上海交通大学医学院附属精神卫生中心

张伟波　上海交通大学医学院附属精神卫生中心

副主编

曾庆枝　上海交通大学医学院附属精神卫生中心

朱有为　上海交通大学医学院附属精神卫生中心

编　委

李　黎　上海交通大学医学院附属精神卫生中心

李　煦　上海交通大学医学院附属精神卫生中心

金　金　上海交通大学医学院附属精神卫生中心

乔　颖　上海交通大学医学院附属精神卫生中心

王彦凤　上海交通大学医学院附属精神卫生中心

陈春梅　上海交通大学医学院附属精神卫生中心

何思源　上海交通大学医学院附属精神卫生中心

目　录

第一章　儿童青少年精神健康问题的预防与控制

第四章　老年精神健康问题的预防与控制 ✜

第五章　精神障碍人群的残疾预防与控制

第六章　心理危机和心理创伤的预防与应对　🔳

绪 论

    精神健康是健康的重要组成部分，没有精神健康就没有完整的健康状况。世界卫生组织（WHO）将精神健康定义为个体精神健全，能够适当应对生活中的许多压力，实现自身潜力，妥善学习和工作，并且能够为社会做出贡献。良好的精神健康状态对个人、社区和社会经济发展至关重要，可以帮助我们保持良好的心理状态，更好地适应生活和工作中的各种环境变化和挑战。

    精神障碍是指在生物学、心理学、社会以及环境因素的共同影响下，由于大脑功能失调，导致的认知、情感、意志和行为等精神活动紊乱为特征的一类疾病。随着经济社会的快速发展，人们的生活节奏逐渐加快，竞争压力日趋增大，工业化、城市化、市场化、人口老龄化呈加速趋势，由此导致的精神卫生问题越来越严重，精神疾病患病率及各种心理行为问题发生率呈现明显的上升趋势。精神卫生问题已经成为我国一个突出的公共卫生社会问题。我国人群中，精神障碍 12 个月的加权患病率约为 7.4%，终生患病率更是高达 16.6%。精神障碍如果得不到规范化的治疗和康复，同样会给个体带来显著痛苦并导致残疾。由科技部和原国家卫生和计划生育委员会共同支持的"中国精神障碍疾病负担及卫生服务利用的研究"显示，精神障碍致残率约为 32.80%。就单个病种而言，大多数常见精神障碍的致残率超过了 30%。例如，双相情感障碍的致残率为 63.7%，精神分裂症的致残率为 58.91%，抑郁症的致残率约为 49.67%，强迫障碍的致残率约为 37.15%。因此，我们对于残疾预防的理解，不能局限于躯体残疾方面，精神障碍所致的残疾同样可以严重影响患者的生活质量。

尽管精神障碍具有高患病率和高致残率的特点，但是，做好"三级预防"工作，仍然可以有效减少精神障碍的发生、预防精神障碍造成的功能残疾。其中，一级预防主要注重病因预防，即通过消除、减少病因或致病因素来降低精神障碍的发病风险。二级预防则主要侧重于针对精神障碍患者的早发现、早诊断和早治疗，争取尽早控制疾病进展、缓解疾病症状、促进健康、预防复发。三级预防则主要针对已确诊的精神障碍患者和精神残疾患者，通过有计划的康复训练，最大限度地促进患者的社会功能恢复，延缓疾病衰退进程，预防或改善功能残疾状况，提高生活质量。

由于不同群体面临的精神卫生问题和残疾预防的重点不同，因此精神健康和精神残疾预防的侧重点也不尽相同。例如，儿童青少年阶段，由于生理和心理发展的不同步，"心理韧性"较弱，缺乏对外界影响因素的应对能力，容易产生多种心理和行为问题。对于女性而言，孕产期是一个特殊的时期，身体和心理都经历着巨大变化，非常容易产生各种心理问题甚至精神障碍。这些心理异常状态，对孕妇和胎儿的身心健康有着重大的影响。成年人是社会发展的中流砥柱，是家庭的顶梁柱，同时也承担较大的心理压力。成年人需要更主动地关注精神健康，正确认识精神疾病，掌握心理健康管理的理念和技巧，调适外界压力，提高心理承受能力。进入老年期以后，面对的生理、心理和社会角色变化，也会带来一系列精神健康问题。尽管不同发展阶段的精神健康问题不同，但是，只要我们掌握应对方法，提早预防和干预，一样可以避免或是延缓疾病的发生和发展。因此，本书按照个体发展阶段和三级预防理念，划分出儿童青少年、孕产妇、成年人群、老年人群、精神障碍患者群体以及遭受心理危机和心理创伤人群六类群体，分别介绍不同群体面临的常见精神健康问题和主要的残疾预防措施。

本书的出版旨在更好地普及精神健康和精神障碍的残疾预防知识，帮助广大读者及时识别人生不同发展阶段所面临的精神健康风险及应对技巧，正视精神疾病，保持良好的心理和精神状态。

第一章　儿童青少年精神健康问题的预防与控制

1. 孩子会有心理问题吗

我们常说,每个孩子生下来都不一样。但传统理念让我们总是认为活泼开朗、外向健谈就是好品质,内向不爱说话、不爱交朋友就不好。其实并非如此。每个孩子都有自己的特点,最好的养育不是把孩子培养成家长想要的样子,而是根据孩子自身的特点,引导其健康成长。

在我国,儿童青少年一般是指年龄在 18 岁以下的群体。随着身体的发育,孩子们的心理发育、行为表现在不同时期都有其自身的特点。对于儿童青少年来讲,他们有以下的心理特点:大脑易受刺激影响,同时又极具可塑性;易受自身情绪而非逻辑思维的支配,并倾向于付诸行动;易被刺激吸引,同伴对他们的情绪和行为产生重要的影响;对多巴胺非常敏感,容易冲动行事。看见了吗? 这就是我们的孩子,也是曾经的自己。所以,家长首先要先了解自己的孩子,再根据他们的特点来引导。

2. 孩子像马达一样停不下来就是"多动症"吗

作为儿少心理科的医生,我们经常听到家长这样抱怨:我家孩子总是上蹿下跳,根本停不下来,我不得不怀疑他有多动症,该怎么办?

"多动症"是确有其病的,但孩子有没有病不能草率确定。"多动症"全称是"注意缺陷多动障碍"(Attention Deficit Hyperactivity Disorder，ADHD)。下面，我们来了解该病的特征和建议家长的关注点：

"多动症"其实是最常见的儿童期疾病之一，在全球范围内的患病率大约为5%，所以平均下来每个班级都可能有2～3个真正患"多动症"的孩子。男女比例为3∶1左右，也就是说患病男孩远多于女孩，家长也发现男孩更皮更捣蛋。起病最常见于学龄期儿童（6～12岁）。家长要注意，在孩子进入学龄期之后，医生才会下"多动症"的诊断。所以如果家长焦急地带上幼儿园的孩子去医院就诊，医生是不会做出疾病诊断的。家长要知道，这个阶段的孩子，"多动"是常态，少动可能是异常。所以，归根结底，"多动症"是一种神经发育性障碍，大脑负责注意力和冲动控制的"部门"存在先天的发育落后，也有神经递质的浓度不平衡。随着孩子的年龄渐长，部分"多动症"孩子的大脑高级功能会日臻完善。所以即便小孩确诊了，家长也不要灰心。

"多动症"的诊断需要专科医生细致的评估。"多动症"最核心的表现是注意力难以集中或者有多动、冲动等行为表现，同时伴有功能损害，如学业困难、不能很好地处理同伴关系、行为习惯差、情绪困扰等问题。通过观察、询问和专业的评估量表，可以帮助医生和家长更好地判断孩子的情况。

所以，如果家长发现孩子仅仅是看起来"停不下来"，但是学习成绩、同伴相处，做家务等表现都挺好，那请你宽心。

如果孩子出现"多动"，建议家长首先要尝试弄明白原因，到底孩子是出现了需要引起家长注意的性格问题，还是孩子精力过剩有一定的运动需求。针对具体的原因，我们可以采取有针对性的干预措施。接纳孩子不同的状态，营造良好的成长环境，必要时进行一些行为方面的干预，如有意识地培养孩子良好的生活和运动习惯。

3.孩子易发脾气，难以控制情绪，该怎么办

孩子无缘无故发脾气，总是让家长们头疼，直呼"没有办法管教孩子了"。

从心理角度来看，"发脾气"其实算是最常见的情绪表达方式。不论孩子、成人都会产生负面情绪，但同时人类还会有很多心理调节机制来平衡、转移、宣泄情绪，所以我们会发现身边人一般不会轻易发脾气。而且，即便是负面情绪也有它的意义，意味着孩子的需求未被满足。所以，如果家长觉得孩子随意或无故发火，那首先要做的就是探索原因。在发育早期（幼儿园、小学低年级），孩子本身的语言表达和沟通能力有限，尤其某些有语言障碍的孩子，往往会通过

一些特定的行为方式，如发脾气、砸东西等来引起家长的注意。如果是出于渴求关爱的目的，那我们的解决方式是增加陪伴，改变孩子以"发脾气"来达到目的的行为方式。在孩子发脾气前，去敏感地识别孩子的情绪变化并察觉孩子的需要，在真正发脾气时则不要过分关注。

对于学龄期的孩子，需要重点考虑影响情绪的因素可能是学业困难和考试压力，这些最易触发焦虑。家长要做的并不是替代孩子消除焦虑，而是帮助孩子把焦虑控制在一定范围内，不让孩子因过度的情绪反应，产生厌学、逃学反应。

对于青春期的孩子，影响情绪的原因则会更多样，如生理、躯体快速变化的困扰，社交压力以及该时期大脑发育不平衡所带来的情绪失控、爱冒险，激惹性增高。有研究提示，与情绪相关的脑区在青春期更容易被激活，且更难以平静。所以很多人把青春期的情绪比作过山车，忽上忽下，变化快速又剧烈。

了解孩子的情绪，是为了帮助他们更好地表达情绪。家长不仅要去探究孩子"生气"的原因，还要帮助孩子认识和理解自己当下的情绪状态，接纳自己的情绪，并引导他们用健康的方式疏导情绪，如搏击、绘画等。

4. 如何解决青春期孩子的睡眠问题

青春期孩子的家长特别苦恼孩子"晚上不睡，早上不起"，往往这也是亲子矛盾的日常爆发点。要化解这个矛盾，家长们可以先尝试去理解青少年的大脑特征：处于青春期的少年们，对光照的神经敏感性发生变化，影响了大脑垂体分泌褪黑素的节律周期，如分泌时相延迟，大概比成年人和儿童晚2小时，这就直接导致了青少年会更晚才有睡意，叫作"阶段性延缓"。但是，孩子们睡眠不足的危害仍在：小胶质细胞变得活跃，吞噬神经元，会破坏大脑的存储功能。长期睡眠不足还会造成慢性睡眠剥夺，影响他们的身体发育和认知功能，表现为学业成绩下滑，记忆力、注意力下降。尽管青少年的睡眠问题有一定的生理自限性，但并不代表家长不能帮孩子调整睡眠节律。其实，良好睡眠习惯的养成需要整个家庭的努力。家长能提供的帮助有：

①全家一起制订和遵守睡眠日程表；

②睡前保持房间昏暗、安静；

③白天督促孩子适当运动；

④督促孩子不要在睡前吃或者喝太多东西（尤其避免咖啡因、巧克力、奶茶等含有兴奋性物质的食品）；

⑤不要在睡前看太久屏幕（不管是手机、平板还是电视），最好不要将电子设备带上床。

5. 当孩子出现"拖延行为"时，怎么办

"拖延行为"可谓人人皆有，但如果自家孩子严重到"拖延症晚期"了，家长们怎么改变现状呢？

① 我们首先可以初步了解"拖延"的心理状态——这是一种本能反应，每个人都可能出现。所以可以预先帮孩子埋下一个观念：不必因此过分自责，这是全人类的通病。

② "拖延"的第二种潜在心理原因是恐惧，对于所拖延的事情成败结局的恐惧。

③ 完美主义：家长是否感觉到孩子本意是想把事情做好，但现实中却总是"拖延"？这可能是进入了"完美主义"的陷阱。孩子想要一个完美的结果，实际操作起来却总是面临持续的挫败感，感觉寸步难行，因此"拖延"到最后才做。

对于年纪小的孩子而言，最重要的解决方案就是做好学习和做事环境的优化。安静、干扰小的环境，甚至是没有电视、手机、其他书籍干扰的房间，就是一种避免分心的优化环境。现实中的事情有急有缓，有些孩子自身的时间管理能力薄弱，因此对于需要长期付出努力，又没有短期截止目标的事情，需要家长帮助孩子梳理出分步、分阶段的小目标，以及千万不要忘了设置截止时间。每达到一个小目标，家长可以给予相应的奖励，提升孩子的成就感。最后一点建议就是针对那些对自己要求过高的孩子，家长要帮助他们适度地降低预期，让孩子接纳自己，认识到不完美才是生活的常态。

6.孩子玩手机时间越来越长，该怎么办

随着信息网络的发展和普及，手机对于成人和孩子而言，都变得复杂、综合和意义非凡。很多家长只要看到孩子盯着手机，就会下意识地判定他在消磨时光。其实不然，手机上除了游戏，还有很多工具、社交软件、学习 App、专业技能 App 等。我们可以先花一些心思探究孩子究竟在用手机做什么，只有弄明白孩子花费在手机上时间、精力过多的"对象"到底是什么，为什么玩，我们才能对症下药。让绝大多数家长们最紧张的"对象"，是网络游戏和视频软件。但究竟孩子有没有网络成瘾呢？我们还需要判断，可以通过下面的问题进行简单评估：

孩子一整天都在想和网络相关的事情；

孩子总是无法控制上网的冲动；

孩子上网是为了逃避现实，减轻焦虑；

孩子因上网造成学业和人际等功能损害；

孩子实际上网的时间总是比之前预计的要久，并且有越来越长的趋势。

如果上述情况孩子基本都符合，那家长需要采取一些干预措施了。建议家长去深入了解孩子需要网络的原因。有研究显示，很多网瘾少年往往是因为现实当中遭遇挫败才从网络寻求慰藉，特别是网络游戏中即时满足的设置满足了他们

的自尊需求，也给了他们逃避现实焦虑的出口，所以把沉迷于网络的少年拉回现实需要巨大的耐心和宽容。与父母的沟通越充分、家人的陪伴越多，在现实生活中孩子的归属感和成就感越强，沉迷于网络的风险越低。

家长要注意：在把青少年拉回现实的过程中，不可以突然禁止孩子玩手机，而是循序渐进地规范手机的使用。增加孩子在现实中的意义和家庭的互动，一起商议和制定手机使用协定。对于孩子遵守约定的举动，及时予以表扬和鼓励，提高孩子的自觉性。

7.怎样帮助孩子走出社交困境

不论是儿童还是青少年，有和谐稳固的同辈关系，对于其心理状态的成熟和稳定都是很重要的。要拥有良好的同伴关系，既需要有主动社交的动力，也需要有一定的社交技巧。当孩子还不具备这些能力的时候，家长可以辅助孩子。有孩子会说一旦我出场，气氛就很尴尬，话题也会冷场，或感觉自己无法融入大家，甚至被同伴孤立等情况。要解决孩子的社交问题，同样要先找原因。一般来讲，过于害羞、兴趣爱好迥异、过于以自我为中心、缺乏基本的社交技巧和名声不好是常见的原因。

针对以上问题，家长可以帮助孩子找到兴趣爱好相同的团体（合唱团、舞蹈班等），引导孩子融入集体；鼓励孩子结交新的朋友，改变既往糟糕的名声。对于本身缺乏人际交往能力的孩子，家长可以培养其基本的社交技巧，如告诉孩子在朋友交往中的公平原则、游戏精神、倾听别人建议的重要性，与同伴起争执后的应对方式等。部分孩子先天性格内敛，往往敏感、胆怯、谨慎、适应能力差。这部分不善交往的孩子，需要家长和老师给予更多的关注，多给予鼓励和奖励。也有研究提示，这与家长采用过分专制和控制的养育方式有关，所以教养方式可以更多采用民主型，调动孩子的积极性，让孩子发掘出自我需求，建立自信。

总体来说，在社交上有困难的孩子，往往存在一定程度上的自卑。因此，家长应尽量避免在公共场合指责孩子，或者以训斥、惩罚的方式以期改变孩子的行为方式。即便家长觉得自己提供给孩子的帮助有限，但起码要做到最基本的一点，即倾听孩子的诉求，及时回应孩子的需求，安抚孩子的受挫情绪。

8. 孩子不愿去上学了，该怎么办

无论家长苦口婆心还是威逼利诱，孩子似乎就是铁心不去学校了，甚至有些孩子还煞有介事地说自己头疼、肚子疼，身体不舒服……这时候很多家长都会觉得束手无策。其实不然，我们依然有办法帮助孩子。

探索异常行为表象背后的原因，几乎总是第一步，且不会错。回避上学，可能是突发的，也可能是有征兆的，甚至一阵一阵、反反复复。突发的情况最可能跟近期发生的重大事件有关，如果发生在校内，而孩子又对家长守口如瓶，那需要家长第一时间到学校走访，从老师、同学那里获取信息。反复不想去学校，很可能跟持续的学业压力有关。如果孩子恰逢考前回避学校，更应该作此考虑。另外，有可能跟孩子的同伴关系发展不良有关，尤其敏感、自卑的孩子更容易遭遇友情危机，或是陷入被孤立的处境。作为家长，如果对孩子有足够的关爱和期许，可以问问孩子是否从你们的要求里感受到压力。过度的望子成龙可能会导致孩子过高要求自己，或不敢正视自己的成绩，害怕遭遇考试失败，更易逃避学习。帮助孩子找到学习的内在动机，调动孩子的学习兴趣，才可能会持续有力地促使孩子主动学习。

9.如何帮助孩子面对流言蜚语

目前孩子在校遭遇严重肢体冲突的情况渐渐减少，但语言暴力并不少见。小则是看似无伤大雅的绰号，大则是恶言中伤，但无论大小都会伤害孩子尚未成熟的内心。

家长首先需要了解流言的攻击对象是只针对自己的孩

子，还是针对某个小群体；其次了解流言的源头是零散的还是固定的某个人；最后要弄清楚孩子对流言的看法和反应，如是愤怒拒绝还是无所谓。如果总是被同一个人恶意攻击，受到威胁，而靠孩子自己的力量无法解决，那就需要监护人出面保护。除了联系班主任去协调，还需要告诉孩子：你并不像攻击你的人说得那么不堪，每个人说话都有偏好；流言不值得全部听取，总会有人相信你，喜欢你，所以要选择适合的朋友。更糟糕的情形就是孩子被一群人语言攻击，这时家长就要帮助孩子分析，在处理朋友关系时的具体交往细节，如游戏、学习、公共场景中孩子是怎么做的，其中哪些可能冒犯到同伴，哪些会让自己显得难以相处，教孩子调整相处方式。

家长需要知道，对部分孩子而言，学校充斥了学业压力、同伴竞争、规则条例，会使他们累积愤怒、焦虑、不安等负面情绪，制造和互传流言蜚语也可能是他们疏泄情绪的出口之一。所以孩子可能不单单是流言的攻击对象，也可能是流言的制造者，观察和模仿效应会导致流言在圈层里发酵。告诉孩子在面对流言时，不要表现出过分的愤怒，也不需要用暴力反抗来激发对方的兴趣和攻击。只需要不卑不亢地否认不实之词即可。鼓励孩子在信赖的人面前表达情绪，把保护自己的安全永远放在首位。

10. 孩子问"我到底是喜欢男生还是女生"时，该怎么回答

孩子进入青春期，第二性征开始萌发，原本并不明显的性别特征开始变得日渐清晰。与此同时，部分孩子会困惑于自己的性别身份，甚至苦恼自己到底喜欢男孩还是女孩。

如果家长碰到这样的情况，那我们一定要冷静下来，先了解清楚孩子对于性别相关的问题考虑是否成熟。我们有时会碰到10岁左右的孩子说自己喜欢同性或者觉得自己不是原本的性别，但我们并不会因此轻易判定他们有性取向问题或性别认同障碍。因为孩子们一开始的性别认同本就不是明确且稳固的，生物特征、社会文化背景和个人认知发展等因素都会影响孩子对自己性别的认知。

家长可以厘清以下几个问题：首先，孩子本人觉得自己的性别和生物性别是否一致。如果孩子坚定认为自己不符合生物性别，并且企图用激进的方式，如变性手术来改变自己的生物性别，那孩子有易性症的可能，属于性别认同障碍。在澄清孩子对自己的性别认同之后再去分辨孩子是对同性还是对异性"感兴趣"，具体喜欢到什么程度，是否达到对男女恋爱关系的理解还需要进一步的陈述才能分辨。在心理科门诊，有时会遇到家长带着孩子让医生纠正其性取向。这里要明确地告诉各位家长，同性恋并不是一种心理障碍，也不

能作为疾病去诊断。

自古以来涉及性的话题，似乎总是被讳莫如深地藏起来，但对于已经产生性意识的青少年而言，建议家长引导或允许孩子尽早开展理智、开放、科学的性教育。其基本原则是告诉孩子们有了性的欲望并不可耻，这是身体和心理成熟到一定阶段就会发生的。具体与喜欢的人之间什么能做、什么暂时不能做、性方面的冲动怎么自行疏导，这些都需要家长教给孩子，因为对孩子而言这都是陌生与困扰。大多数家长很难听到孩子向自己袒露心扉，尤其是孩子遇到性方面的困扰时更难以启齿，所以需要家长有着更敏锐的洞察力、更宽容的态度去接纳孩子的感受和想法。如果孩子透露信息之后得到的是家长一味说教或反对，那孩子可能就此紧闭嘴巴，不会再开启类似的话题。

11. 如何与青春期的孩子"和平相处"

通读过上述问题的有心家长会发现，其实只要和孩子一起经历和应对过上面的困扰，亲子关系就不会差到哪儿去。但在实际沟通中，家长可能还是会碰壁，在此分享一些方法给大家。

慎用说教。"为了你好""你以后就懂了"等以权威自居的"讲道理"，往往会触犯渴望自主独立和平等尊重的青春期少年们的"逆鳞"。不管谈话内容对不对，谈话的态度不对的话，孩子会先产生反感，那就很难听取后面的建议。

以朋友的方式与自家孩子相处，对于部分家长也颇具挑战。家长也需要在这个时期调整自我心态：现在的少男少女已经是独立自主的个体，不再需要被当作小孩子看待；即便家长经历过很多，也明知他做错了，但是不能再用原来命令、责骂的方式了，不妨换一种口气，以平等协商的方式提出你的建议或意见，在维护青少年自尊的同时，尊重青少年的独立自主，你的建议也更易得到他的认可。

除了表达，我们都需要倾听。家长的长辈关爱立场和青少年的独立渴望，双方都是天然的表达者。但是在一来一往的对话中，就需要有倾听时刻，才能使对话进行下去，产生交流。不少家长抱怨孩子跟自己说不了两句就转头走人了。我观摩他们的对话，经常发现牛头不对马嘴。这其中最大的原因可能是缺乏能认真理解对方意图的倾听者。

在孩子的成长之路上，父母倾注了太多的关爱和期许，孩子有时走得顺利，有时磕绊，遇到的问题和挑战远远不止上述那些。我们以点带面，提出一些浅薄的解决问题的思路和方式，希望能够帮助到家长们，帮助孩子们健康成长。

12. 家有叛逆青春期的孩子，家长应该如何应对

青春期一般指 10 ~ 20 岁的年龄段，是个体由儿童发育到成人的重要过渡时期。在这段时期，个体的体格、内分泌、生殖功能、第二性征、心理及行为方式等各个方面都发生着"翻天覆地"般的变化，逐步向成年人靠拢。

青春期是心理行为问题的高发阶段。随着个体自我意识的发展，青少年逐渐有了成人感和独立意识，对"独立"有着强烈的渴望，希望得到和"大人"一样的权利，享有"大人"一样的独立空间，得到"大人"的尊重。这个时期的"孩子"往往会觉得独立高于一切，不再愿意向成人披露自己的"小秘密"，并千方百计地寻找属于自己的"独立"空间，对"大人"的评价和态度十分敏感，甚至质疑家长和老师的管教，有的时候甚至会不惜为追求"独立"而出现反抗情绪或行为。

培养良好的亲子关系不是一件容易的事，它需要一个长期的过程。同时要学习一些解决的办法，来改善我们和孩子的关系。第一，良好沟通的基本原则——积极倾听和理解孩子的感受。父母和孩子需要在轻松、积极、正面的气氛中才能更好地相处。家长可以运用积极倾听的方式来鼓励孩子表达想法和感受，让孩子觉得自己被理解。比语言更重要的是父母的态度，如果心不在焉，孩子就会很失望，无论父母说什么，孩子都会感觉不到真正地被理解。第二，合作代替对抗。

鼓励孩子和家长一起合作解决困难，而不是以敌意和对抗的方式进行互动。当冲突发生时，不要把精力放在彼此的对抗上，父母可以和孩子一起尝试合作来解决问题，这也是一种认同孩子渴望独立的方式。第三，承担自然后果。父母可以明确表明自己不同意孩子做法的立场，但是不要攻击孩子的人格。表明父母的期望，告诉孩子怎样弥补自己的失误，并且让孩子承担自己不当行为所带来的自然后果，而不是受罚。例如，孩子借东西不还或者损坏，别人就会生气并且可能不会再借给他；当孩子贪玩回家晚，就会发现晚饭已经没有了，他需要自己想办法解决；孩子不整理房间，东西找不到的时候，只能自己整理物品来找到东西。

第二章 孕产妇相关精神健康问题的预防与控制

13. 孕产期的女性有哪些常见情绪问题，该如何应对

对于女性而言，孕产期是一个特殊的时期，身体和心理都经历着巨大变化，非常容易产生各种心理问题甚至精神障碍。预防孕产期心理异常，不仅对女性本身的身心健康非常重要，而且也关系到下一代的身心健康。

怀孕期间体内激素水平的显著变化，可以影响大脑中调节情绪的神经传递素的变化。加之孕期各种身体反应、生活改变、对胎儿健康的担忧，以及宝宝出生后的生活变化等，势必会带来压力，引起一系列的情绪问题。

孕产妇在怀孕生产的各个阶段都可能面临情绪问题，如孕早期会因为身体不适或思虑过多出现烦躁、抑郁、矛盾心理等；孕中期部分孕妇可能会因为产前检查指标异常，对胎儿发育问题出现焦虑、担忧或恐惧；晚期则有可能因为对生产过程的各种担心，出现多思多虑和惶恐不安等情绪状态；以及临产前因为生产压力出现焦虑、易激惹和躯体化症状等问题；产后则有可能面临产后抑郁、焦虑等情绪的困扰，严重的甚至会患上产后抑郁、焦虑等情绪障碍。

因此，当遇到情绪问题时需要及时识别和调整。情绪问题识别可以通过身体、感受和行为三个方面进行：如莫名出现身体疼痛、肠胃不适、头晕头痛、胸闷心慌、失眠等问题，经检查没有器质性疾病时，则可能是情绪问题带来的躯体化

表现。同时，如果情绪出现持续低落、焦躁不安或异常亢奋等变化，也要引起注意。另外，如果出现明显行为改变，如兴趣丧失、社交退缩、攻击性行为或自我伤害行为等，也是情绪问题的信号。

情绪调整则可通过三种方式进行。第一种是自助调适，孕产妇可以通过积极的自我暗示、培养兴趣爱好、适当宣泄、放松训练等方式进行自我调整。第二种是求助他人，当自我调整无效时，可以向家庭成员、亲朋好友倾诉，让身边的人通过陪伴、理解、建议、帮助等方法提供支持，共渡难关。第三种是寻求专业帮助，如专业医疗机构、心理医师等，及时就诊可以有效预防情绪障碍的发生和发展。

14. 女性在孕产期可能会发生哪些精神障碍，怎样识别和求治

孕产期常见的精神障碍包括：产后抑郁症、睡眠障碍、焦虑障碍、产后精神病等。

产后抑郁症是一种常见的精神综合征，产妇在生产之后，由于生理、心理和社会等因素的影响，出现紧张、情绪低落、快感缺乏、悲伤哭泣、多虑、烦躁、易怒等情绪，严重者失去生活自理和照顾婴儿的能力，出现自杀、伤害婴儿的想法和行为。

睡眠障碍可表现为失眠、过度睡眠、发作性睡病、阻塞

性睡眠呼吸暂停综合征、不宁腿综合征、昼夜节律失调性睡眠障碍等。

在整个孕期和产后也是焦虑障碍复发或者新发的高危时期，其中最常见的包括广泛性焦虑障碍、惊恐障碍、强迫症，另外，这些不同的焦虑障碍也可能会同时出现，还有可能会伴随抑郁症状，彼此相互影响。

产后精神病是产后精神疾病中最严重的一种，其发病率为 0.1% ~ 0.2%。临床表现以情绪不稳定、激越、睡眠障碍、饮食变化、精神错乱、思维结构破坏、幻觉等为特征。

研究报道一致显示：有计划性的妊娠、丈夫及家庭成员关系融洽等因素能降低产后抑郁、焦虑等精神障碍的发生风险。一旦患上精神障碍，需要尽早前往精神卫生机构进行规范治疗。目前对于精神障碍的治疗方法包括：药物治疗、心理治疗、物理治疗等。而疾病治疗和康复过程中，孕产妇家人应该加强陪伴和支持，积极地创造和谐的家庭氛围，为其提供良好的家庭及社会支持系统。

15. 孕妇生产前需要注意做好哪些心理准备

面对分娩，准妈妈难免会出现情绪波动和各种担忧，此时对分娩的各种不确定感会带来焦虑、恐惧、悲伤等负性情绪，因此，产前做好各方面充分的准备，对于顺利分娩十分重要。产前准备包括孕晚期的健康检查、情绪上的管理、压力管理及助产方式的学习、待产物品整理等。一切准备的目的都是希望母婴平安，准备的过程也是对准妈妈的安慰。

首先，产妇在心理上要增强自信。产前对于生产过程、胎儿健康、自身安全等各方面的担心会让一些产妇担忧是否能够顺利生产，这时候需要客观了解科学的医学知识，树立信心。要想到别的产妇能行，自己也一定可以。其次，产妇可以学习一些生产过程中应对产痛、帮助分娩的方法，如"拉梅兹呼吸法"，可以提升对生产的信心，用乐观的心态迎接分娩。

另外，有些初产妇因为没有分娩经验，对即将到来的分娩会感到过分担忧、恐惧，因此在产程中易表现出紧张不安、拒绝饮食和休息、哭闹不停、情绪不稳定。因此建议准妈妈在怀孕期间积极参加孕妇学校的学习，或看一些关于分娩的书籍，了解整个分娩过程，这样会缓解恐惧的心理。这种方法不但效果好，而且可以增长知识。此外，孕妇还可以用自我放松、转移注意力等方法克服不良的心理状态。

家人的陪伴和支持对于缓解产前不良情绪也非常重要。适当的倾诉可以缓解产妇紧张的情绪，家人耐心地给予恰当的回应、疏导，可以让产妇通过人际支持提升信心，获得心理掌控感。

　　充分的物质准备也可以帮助产妇增加安全感，如提前准备好待产包，可以避免临产时的慌乱，减轻产妇心理压力等。

16. 怎样识别产后抑郁，得了产后抑郁该怎么办

　　产后抑郁症是孕产妇常见的精神障碍之一。研究显示：在分娩后的第一周，50%～75%的女性会出现轻度抑郁症状，10%～15%患产后抑郁症，产后一个月内抑郁障碍的患病率是非分娩女性的3倍。如果不及时干预或者干预不当，不仅会影响到产妇和婴儿的健康，而且会影响到家庭和社会的和谐。

　　产后抑郁症大多数出现于产后数天至产后6个月，主要的症状表现包括：情绪抑郁、对全部或者多数活动明显缺乏兴趣或愉悦、体重显著下降或者增加、失眠或者睡眠过度、精神运动性兴奋或阻滞、疲劳或乏力、遇事皆感毫无意义或自罪感、思维力减退或注意力涣散、反复出现死亡或自杀的想法。

　　一旦发现产妇出现抑郁情绪，要尽快寻求产科医生与精神科医生的帮助，及早诊断和治疗对产后抑郁的康复非常重要。同时，家人应该及时加强心理支持和现实帮助，如帮助照看婴儿、饮食上的照顾或提供较好的家庭支持等。特别需要注意的是，严重的产后抑郁可能导致自伤、自杀或伤害他

人（包括婴儿）的行为，因此家人需要在规范就医和配合治疗的基础上加强监护，保证产妇和婴儿的人身安全。

17. 产后抑郁的治疗方案及康复注意事项有哪些

产后抑郁症的治疗需要遵照抑郁症的治疗原则，通常推荐使用抗抑郁药联合心理治疗。

药物治疗可以较好地缓解抑郁症状，目前首选的产后抑郁治疗药物经过充分的临床使用，被证明安全性高，且方便服用；最好在哺乳结束后立即服药，或服药至少 4 小时后哺乳。如果担心药物对婴儿有不良反应，可以跟医生讨论用药的治疗方案；如果抑郁症状不是特别严重，也可以使用心理治疗。

产后抑郁的心理治疗方式包括：支持性治疗、认知疗法、音乐疗法、焦点转移、行为调整、倾诉宣泄、情绪稳定技术指导等。心理治疗师通过对产妇心理状态的理解与共情，采用劝导、鼓励、同情、安慰、支持以及理解等方法，可有效消除产妇的不良情绪，使其处于接受治疗的最佳心理状态，从而保证治疗的顺利进行，促进疾病早日康复。

在产后抑郁的康复过程中，产妇自身要有良好的依从性，按时服药积极配合治疗；同时学习心理自助技巧，做好日常情绪调适，提升自我康复的能力。此外，家属做好产妇身体照料、情绪安抚与心理支持对于产后抑郁的康复也有帮助。产后体力精力消耗、伤口疼痛和过度疲劳等会直接影响产妇的情绪，因此需要营造一个安静、舒适的环境，减少不必要的打扰和探视，避免不良刺激。还应该特别关注产妇的日常不良情绪，及时了解原因并给予安慰；及时肯定产妇的进步，让她认识到自己有能力适应作为母亲的角色和有孩子后的生活模式，并能从客观的角度看待产后身心变化，对康复保持信心。

18. 生产后初为人母的女性面临家庭角色的转变和重回工作岗位等挑战，该如何应对

初为人母，部分产妇可能不大适应，认为无法胜任作为妈妈的育儿职责。此时产妇自身可以从认知、情绪和行动上进行心理调整，如学习育儿知识，帮助自己尽快适应养育孩子的日常生活模式；培养积极的兴趣爱好、使用自我心理照料技巧等做好情绪管理，维持稳定的心理状态；加强与家人、朋友等的人际沟通，建立良好的社会支持系统，与身边的人一起度过角色转换的适应期。

同时，家人也要积极配合，支持产妇尽快适应母亲的角色，让其顺利完成角色转换。家人可以从现实和心理层面给予行动上的帮助，如保证良好的家庭氛围，产妇的丈夫、父

母及相关家庭成员应给予更多的支持和理解。一起照顾婴儿、提供物质帮助及精神支持，会使产妇意识到自己在社会、家庭中的地位，从而在心理上能够正确对待和处理产褥期间工作及生活的变化，及早融入社会生活。

休产假返回工作岗位可能会面临重新适应工作节奏、工作内容或岗位调整、人际关系变化等相关问题，对产后女性是一个不小的挑战。此时应尽量用客观和积极的态度看待遇到的困难，并做出相应的调整。如给自己一个返岗适应期，通过制订计划、时间管理、劳逸结合、主动放松等方式，兼顾好回归工作和家庭照料等多种责任。遇到困难也可以求助家人、朋友、同事、领导，寻求他人的理解和帮助，平稳度过重回工作岗位的适应期。

第三章 成年人精神健康问题的预防与控制

19. 成年人的心理疾病和身体疾病哪个更常见

成年人是社会发展的中流砥柱，是家庭的顶梁柱，同时也承担较大的心理压力。这些压力来源于日常生活、家庭、职业、社交等多个方面。成年期也是抑郁症、焦虑症、躯体化障碍等精神疾病的高发阶段。身心健康是美好生活的重要基石，成年人需要更主动地关注精神健康，正确认识精神疾病，掌握心理健康管理的理念和技巧，调适外界压力，提高心理承受能力，这是促进心理健康的重要途径。

成年人的世界不是非此即彼、非黑即白，心理问题和身体问题也是一样，不能简单二元论。面对外环境变化和内在压力，成年人的心理问题和身体问题常常交织出现。这类疾病统称为心身疾病，也被称作"心理生理疾病"。这是一类由心理、社会因素在疾病的发生和发展中起主导作用的躯体疾病。简单地说，我们的社会环境、日常生活琐碎和各种突发事件都会给我们的内心造成压力，而当这些压力得不到缓解的时候，我们的身体就会以生病的方式表示抗议。你可以想象人在高压之下是一座活火山，在正常的情况下可以保持内部和外部的生态平衡，但是当特殊情况发生时——地壳运动带来了巨大压力，火山内部的岩浆就会从薄弱的地方喷涌而出，造成喷发。压力越大，喷发的强度和造成的破坏力就越大。当"情绪岩浆"被压抑在心里得不到释放时，就会从身体上寻找喷发的出口。于是一系列的躯体症状就接踵而至。统计数据显示，在我国的综合性医院内科门诊中，有超过1/3的就诊者有与心理因素密切相关的躯体疾病，即心身疾病。心身疾病的范围非常广泛，小到胃溃疡、哮喘，大到冠心病、癌症等都是其不同表现。心身疾病与心理、社会因素息息相关，那么了解自身的心理状态，学习情绪调节和管理，保持良好的心理健康状态对于预防心身疾病就十分重要。在日常生活中，我们要对自己的情绪和身体反应保持敏感性。如果察觉到自己长期处于负性情绪的困扰中，并已经影响到日常生活和工作时，就应该主动进行情绪调节。可以借助运动、参加娱乐活动、与家人朋友沟通或心理咨询等方式疏导不良情绪，调整心身平衡，从而防病于未然。

如果发现自己可能患上了心身疾病，一定要到精神专科医院或者综合医院的心理科及时就医。医生一般会采取心理治疗和躯体治疗结合的措施，通过药物合并支持性心理治疗等综合手段来介入。药物可以帮助患者快速有效地缓解各类情绪问题和躯体不适，而心理治疗则可以让患者与医生或治疗师一起探讨触发躯体疾病的内在心理原因，改变负性认知观念和消极行为，从而更好地治疗心身疾病。

20.不开心就是抑郁症吗？导致抑郁症的原因有哪些

平时大家习惯叫"抑郁症"也好，"忧郁症"也罢，在医学上统称"抑郁障碍"。抑郁障碍是指由多种原因引起的以显著和持久的抑郁症状群为主要临床特征的一类心境障碍。简单点说，抑郁情绪往往是指一种情绪状态，而抑郁症是一组疾病的总称。人人皆可能有抑郁，但非人人皆患抑郁症。近年来，抑郁症的患病率逐年增高，根据世界卫生组织统计，全球约有 3.5 亿人抑郁症患者，也就是说平均每 20 个人就有 1 人曾患或目前患有抑郁症。该疾病所造成的疾病负担在所有精神疾病中是最重的，仅次于心血管疾病成为第二大疾病负担源。另外，约 1/5 的抑郁障碍患者会以自杀的方式结束生命。因此，抑郁症患者的高自杀率已经成为重要的公共卫生问题。

到目前为止，抑郁障碍的病因、发病机制并无定论。目前比较统一的看法是，这可能是生物因素（如遗传因素、大脑神经递质紊乱、神经内分泌异常等）、心理因素及社会环境因素共同作用的结果。

21.如何判断自己是否患有抑郁症了

简单地讲，区分抑郁状态和抑郁症可以从以下几个方面进行：①症状的严重程度，往往抑郁情绪的严重程度比抑郁症要轻；②持续时间，抑郁症持续时间至少两周，抑郁情绪的时长较短，是一过性的情绪表现；③对功能的影响，抑郁情绪对工作、学习、生活等方面的功能影响不明显，抑郁症则不然；④治疗方面，识别抑郁情绪后，如果能够及时进行关注和调整，绝大部分患者会在短期内缓解，而抑郁症往往需要接受专业治疗。

抑郁障碍的临床表现分为核心症状、心理症状群与躯体症状群三个方面，精神科医生有一套专业的诊断标准。对于非医学专业的人来说，还有简单易操作的量表供自测，如抑郁自评量表（SDS）、抑郁症状快速检查—自我报告评分16项（QIDS—SR16）、9项患者健康问卷（PHQ—9）等，这些问卷有相应的评分要求，可以帮助大家初步评估自己的情况，但要确诊是否患有抑郁障碍，还是需要到专业的医疗机构就诊，由精神科医生来明确诊断。

22. 患上抑郁症，当事人有哪些自助方式

抑郁情绪并不可怕，它是一种"心灵感冒"，是多数人会经历的情绪体验。接纳自己、接纳抑郁情绪是恢复良好心理状态的开始。同时我们还可以尝试以下这些方式。

（1）适当运动

体育运动可以有效提高情绪，坚持运动则效果更佳。

（2）培养有益的兴趣

做感兴趣的事情会给我们带来满足感和价值感，当我们全身心投入一件事情的时候，往往会忘掉烦恼并产生积极的情绪。

（3）学会倾诉

亲密的家人和朋友是我们宝贵的资源，对他们倾诉烦恼和情感可以帮助自己疏泄不良情绪，需要我们从不同的角度看待问题。

（4）化解困难

生活中难免会遇到各种困难，把困难的事情分解成若干小的容易解决的问题，可以帮助我们更好地应对困难，从而增加信心、缓解抑郁情绪。

（5）及时求助

如果抑郁情绪持续两周以上，特别是当你出现轻生念头时，应该尽快到当地的精神卫生机构就医，请医生进行及时诊断和规范治疗。

23. 经常莫名其妙地担心、紧张，是焦虑症吗？和普通焦虑有什么区别

你是否有这样的体验：常常过度担心一些不可能发生的事情？或者一整天都感到紧张和焦虑，却又不知道真正的

原因？每个人都有焦虑的时候，但如果担心和恐惧一直缠绕着你，让你无法放松，而且已经干扰到你的日常生活和工作，那么你可能患上了广泛性焦虑障碍（Generalized Anxiety Disorder，GAD）。广泛性焦虑障碍是一种慢性焦虑障碍，它会让精神和身体倍感疲惫，耗尽你的精力、干扰你的睡眠，甚至把你的身体拖垮……但是由于 GAD 的一些症状与日常的焦虑情绪相似，人们往往不能及时识别并就诊，导致治疗延误，并对心身健康造成很大的影响。有时候当事人能意识到自己"太焦虑"了，但是很难拒绝焦虑的想法，这些想法不断涌入头脑，不停地重复出现（见表3-1）。

表3-1 正常焦虑情绪与广泛性焦虑障碍的区别

正常焦虑情绪	广泛性焦虑障碍
你的担心不会干扰你的日常活动和基本职责	你的担心会显著影响你的工作、活动或社交生活
你能控制你的担忧	你无法控制你的担忧
你的烦恼虽然不愉快，但不会非常苦恼	你的担心令你非常沮丧和倍感压力
你的担忧局限于一个具体的、少量的现实问题	你担心各种各样的事情，并总是往坏处想
你的担忧只持续很短的时间	你几乎每天都在担心，时间超过六个月

24. 睡不着觉是病吗，要看医生吗？我们怎么做有助于睡眠

睡不着是我们对失眠比较笼统的说法。失眠是指在夜间无法入睡或无法保持睡着的状态，从而导致精神恍惚或萎靡不振。因为每个人需要的睡眠时间不同，因此，失眠是由你的睡眠质量和睡眠后的感觉来决定——而不是你睡了几个小时或者你入睡的速度有多快。即使你每晚睡 8 个小时，如果白天还是感到困倦，也有可能是失眠的表现。失眠的症状表现主要包括：尽管很累，但还是难以入睡；夜里经常醒来；夜里醒来后难以入睡；睡醒后仍无法恢复精力；依靠安眠药或酒精入睡；早上醒得太早；因夜间失眠而白天困倦、疲劳或容易被激怒；因夜间失眠而白天很难集中注意力。如果失眠严重影响第二天的生活质量，或者导致其他的身体疾病，那么需要尽早寻求专业帮助。

如果是因为睡眠习惯不好而造成的失眠，我们能为失眠做的事有很多：①营造睡眠环境。确保你的卧室安静、昏暗、温度适宜。②坚持规律的睡眠，坚持日常规律的作息，每天按时睡觉和起床，包括周末。即使晚上没有睡好，早上也尽量在平时的时间起床，晚上也不要过早睡觉，这将帮助你恢复正常的睡眠节奏。③至少在睡前半小时关掉所有的屏幕。电子屏幕会发出蓝光，扰乱人体褪黑素的分泌，抑制睡意。

因此，与其看电视或玩手机、平板电脑或电脑，不如选择其他放松活动，如读书或听轻音乐和有声书。④睡前避免刺激的活动和紧张的环境。包括浏览社交媒体的信息，与你的伴侣或家人进行争吵，或赶工作进度。请把这些事推迟到第二天白天再做。⑤尽量避免白天睡觉，白天睡觉会让你晚上更难以入睡。如果你觉得必须小憩一下，那就在下午3点前午休，尽量控制在1小时内。

25. 怕胖，极度控制饮食；有时疯狂吃一顿再吐出来；这是什么问题

这可能是神经性厌食症，即厌食症。这是一种以有意严格限制进食、使体重明显下降并低于正常水平导致身体功能受损为主要特征的一类进食障碍。患者非常害怕体重增加和发胖，对体重和体形极度关注，体重显著减轻；常伴有营养不良、代谢和内分泌紊乱，如闭经；严重时甚至出现恶病质状态、机体衰竭而危及生命。神经性厌食症的核心症状是患者对"肥胖"存在强烈恐惧，对体形、体重过度关注。对进食持有特殊的态度和行为，故意节制食量为必要症状；为减轻体重，患者常采用过度运动、滥用减肥药物（如泻药、利尿药、抑制食欲的药物）、自我诱吐等行为以避免体重增加。这一疾病还有一个特征性症状——体像障碍，即厌食症患者

对自己体形、胖瘦、肢体某些部位的粗细、大小等存在认知歪曲，即使已经明显消瘦，仍认为自己很胖。如在别人看来已经骨瘦如柴的大腿，在患者看来仍然很粗。需要注意的是，该类患者对食物的兴趣非但不减弱，反而增强。这类患者通常专注于食物及与食物相关的活动，且往往不认为自己有病，拒绝求医和治疗。一些患者否认自己想要减肥，将进食少归因为"没胃口""胃胀""胃难受、反酸、嗳气""便秘"等躯体问题。

26. 一天不喝酒就难受，酒越喝越多，很想戒却戒不掉，该怎么办

生活中，我们大多数人知道饮酒有害健康，但为什么有人还要喝？那是因为酒精是成瘾物质，会造成人体生理和心理的依赖。酒精依赖是指反复饮酒引起的特殊心理状态，对酒的心理（精神）依赖性、生理（躯体）依赖性及耐受性，表现为对酒精的渴求和经常需要饮酒的强迫性体验，可连续或间断出现，停止饮酒则出现戒断症状，恢复饮酒则这类症状迅速消失。

酒精依赖的特征表现：①固定的饮酒方式：酒精依赖者饮酒方式比较固定，如早上喝、中午喝、晚上喝或不应该喝的时间、地点也喝。②特征性寻求饮酒行为：酒精依赖者把

饮酒放在第一位，如"饭可以不吃，酒不能不喝"。③酒精耐受性增加：表现为酒量增加，"可以把同桌人喝趴下"，到晚期，由于肝功能受损，表现为"一喝就醉"。④戒断症状：停止或减少饮酒量后，可出现手、舌或眼睑震颤，恶心，出汗，情绪不稳定，如烦躁、焦虑、抑郁等。⑤为了避免戒断症状而饮酒：为了让自己感觉好受而喝酒。⑥渴求：一有机会就想喝，没有机会创造机会也要喝。⑦多次戒酒失败：多次尝试戒酒，保持不了多久又故态复萌。

那对于酒精依赖，我们要怎么做？①改变错误认知，培养兴趣爱好，主动对喝酒说"不"。②远离酒友，结交新的朋友，或者和自己的酒友一起远离酒桌，养成健康的生活方式。③合理调节情绪，戒酒者可能会出现焦虑、抑郁、愤怒、烦躁、易激惹等负性情绪，当产生这些情绪时可以主动向他人倾诉，寻求帮助，正确宣泄情绪。④规律作息，按时休息，保证充足的睡眠，减少借酒助眠的情况发生。⑤自己戒酒困难的情况下，向专业机构求助。

27. "洁癖""完美主义"和"强迫症"，有何异同

洁癖是形容一种过分爱清洁的习惯，完美主义是形容一个人的性格特点，而强迫症则是一种疾病，这种疾病给患者带来非常强烈的痛苦体验，也是一种高致残性的疾病。因此

有必要了解何为强迫症。强迫症是以强迫观念和／或强迫行为等症状为主要表现的一种心理疾病。强迫观念包括：①强迫思维：如强迫怀疑、强迫回忆、强迫性联想、强迫性穷思竭虑。②强迫表象：脑海中反复呈现逼真、形象的内容。③强迫意向：患者反复感到有一种冲动要去做某种违背自己心愿的事。虽然患者自己也知道这种想法是非理性的，但冲动想法反复出现、欲罢不能。强迫行为包括：①强迫检查：反复检查门是否锁紧、煤气是否关好、账目是否出错等，严重时检查数十遍也不放心。②强迫洗涤：反复洗手、反复洗涤衣物，明知过分，但无法自控。③强迫计数：反复点数门窗、阶梯、电杆、路面砖等，为此常常耗费时间，耽误正事，因而痛苦不堪。④强迫性仪式动作：患者经常重复某些动作，且这些动作有先后顺序和固定的模式，不按照顺序或模式做，患者就会非常焦虑。

28.总觉得自己得了什么病，可医院就是查不出来该怎么办

　　这种情况可能是患上了躯体形式障碍。这类疾病包括疑病症、躯体形式的自主神经功能失调和持续的躯体形式的疼痛障碍等临床类型。常起病于成年早期，其主要特征就是患者反复陈述躯体不适症状，不断要求给予医学检查，无视反

复检查所得的阴性结果，总是拒绝接受多位医师关于其无躯体疾病的诊断，并频繁更换医师以寻求保证。患者躯体症状的出现常和持续出现的不愉快的生活事件、困难或冲突密切相关，但患者通常不愿意探讨心理因素，认为只是身体的问题，要求进一步检查。每次就诊时对患病的坚信程度以及对症状的侧重主诉有所不同，但多伴有明显的抑郁或焦虑症状。患者在陈诉时，常显得戏剧化和情绪化，称这些症状"不能承受""难以描述"或者"难以想象"。

躯体形式障碍患者，特别是轻症患者，多辗转于各个科室，就是不去精神科就诊，如果医生建议转诊至精神科可能会招致其不满。反复出现多种频繁易变的躯体症状，并且没有可证实的器质性基础疾病，历时至少2年。多数患者有漫长而复杂的就诊治疗史，在此期间做过多次检查而结果均呈阴性，或做过徒劳的探查手术。症状可涉及身体的任何部位或系统，病程是慢性波动的，常伴有社会功能损害，如人际关系和家庭行为的持久损害。某些患者症状的持续存在而"绑定"了家人或朋友，也有些患者的社会功能几乎正常。

如何应对躯体形式障碍呢？首先，医生和患者周围的人应该充分理解患者的苦恼，理解他的反复就医不是没事做逛医院看医生，不都是他个人有问题。其实，患者的反复就医行为，也与目前医疗体系、医疗环境及医院医生有一定关系。

首先需要医院加强对就诊过程的合理引导；加强医生对躯体形式障碍的识别和重视；加强心理健康知识的宣传教育。其次，通常最有效的治疗是建立平稳、牢固和支持性的医患关系。良好的医患关系可以创造安全感，减轻症状，避免不必要的诊断和治疗性程序。医生要避免承诺安排过多的检查，以免强化患者的疾病行为。再次，患者的社会家庭支持系统至关重要，患者要利用自身的、家庭的和社会资源来应对压力，应对疾病，患者周围的人也可以通过提供心理支持来帮助患者。最后，专业的心理治疗和必要的抗抑郁药物治疗可以帮到患者。

第四章　老年精神健康问题的预防与控制

29. 老年人为什么会出现精神健康问题

衰老让我们面对诸多挑战和变化，既有生理层面的，也有社会层面的，还有精神心理层面的。进入老年期，身体的逐渐衰退是不争的事实，容颜的改变、器官的老化、功能的减退以及各种慢性疾病开始缠身都是开始衰老的生理证据。另外，从繁忙的工作中退休不仅意味着休闲时间增多，社交频率下降，还可能隐含着失去社会地位。除此以外，老年人还常常要面对子女的离巢、伴侣及老伙伴们的相继离世、自己逐渐失去独立自主性以及对死亡的恐惧。所有的改变以及对这些改变的适应情况都会影响老年期的精神健康。抑郁、焦虑、认知障碍等精神障碍在老年人中并不少见，老龄化及其带来的一系列精神健康问题和负担已经成为全球的公共卫生问题。但衰老不等同于衰弱或衰退，很多精神健康问题也并非不可避免。只要掌握应对方法，提早预防和干预，老年人也可以从容地面对自然衰老过程中的种种变化和挑战，延缓疾病的发生和发展，活出迟暮之年的活力和精彩。

30. 老年抑郁都有哪些表现

抑郁症是最常见的精神障碍之一，任何人都可能罹患抑郁症，老年人也不例外。作为精神障碍中疾病负担最严重的病种之一，抑郁症同样也会影响到老年人的方方面面，包括情绪、精力、食欲、睡眠以及工作、生活和社交。尽管抑郁症是目前公众认知度最高的精神障碍，但老年期抑郁症却常常因为无法及时识别而不能早期得到专业帮助，造成漏诊、误诊和延误治疗等后果，既增加了治疗难度，也严重影响老年人的生活质量，增加残障风险。造成老年抑郁症状被忽视的原因有很多，例如，很多人认为在年岁渐长的过程中出现情绪低落或者抑郁状态是正常现象；空巢引发的老年期孤独既增加了抑郁的风险，也让老年人的情绪问题容易被忽视；老年期抑郁症有很多躯体化表现，常常与老年期常见的慢性躯体症状混淆而被误解。因此，了解老年人抑郁症状的特点和表现非常重要。如果一个老年人持续两周有如下表现，可能是抑郁症的征兆，包括：

» 持续地悲伤、焦虑、空虚或麻木；

» 对以前的爱好或喜欢的活动失去兴趣，或找不到乐趣；

» 感觉没有希望、悲观；

» 自责、内疚、觉得自己没用，担心成为负担，有无助感；

» 精力和动力下降，疲惫；

» 难以集中注意力，做事犹豫不决；

» 睡眠出现问题，早醒或者睡得过多；

» 胃口不好或体重下降；

» 说话或者动作变慢；

» 酒精或其他药品的使用增加；

» 记忆力出现问题；

» 忽视个人生活，如不吃饭、忘记吃药、不搞个人卫生；

» 想到死或有自杀的想法；

» 坐立不安，容易发脾气；

» 身体疼痛，或者出现没有明显病因的胃肠道问题，治疗后
  不能缓解。

　　值得注意的是，很多时候情绪低落并不是老年期抑郁症
的主要症状，他们可能表现为其他不典型的症状，如变得不
像以前愿意说话，或常常抱怨没有精力或兴趣。实际上，躯
体方面的疼痛症状或消化系统症状常常是老年抑郁的前期表
现，需要引起重视。

31. 预防老年抑郁，老年人自己可以做些什么

　　尽管抑郁症很常见，而且老年人在生活中需要面对诸如
退休、伴侣生病或离开、身体健康状况下降等各种挑战，在
一定程度上增加了抑郁症的患病风险，但老年期抑郁症并非

不可避免。预防和克服老年期抑郁症的重点是重新找到喜欢的事物，学会适应改变，保持身心的活力，以及尽可能与家人、社区、社会发生联结。有很多方法可以帮助老年人自己主动实现上述目标，包括：

（1）尝试多走动，多跟人打交道

这里的多走动不仅是指字面意义的运动，更多的是鼓励老年人不要自我孤立，尽量和他人发生联系。研究发现，社会支持是抑郁的保护因素，相反孤独则会增加抑郁风险。所以，不要整天在家里，可以邀上三五个好友一起逛公园、买菜、打太极；也可以去做志愿者，助人既能让自己感觉有价值，同时也是一种拓展社交圈的好办法；还可以养宠物，借助宠物获得陪伴。

（2）重新找到生活的目标

年老之后，伴随着退休及家人、好友的相继离开，原先被工作和家人占满的时间一下空出来，很多人会有丧失、空虚、无价值感。这些都是抑郁的风险因素。有很多种方式可以帮助老年人重新发现生活的意义和目标。例如，关注还能做的而非以前就会做的，会发现自己实际上潜能无限。可以去学习一些新技能，像以前就很想学却因困于工作和家庭事务当时无法实现的一些梦想。新的学习不仅可以重新找到快乐，还可以锻炼大脑预防阿尔茨海默病；还可以积极参与社区事务，发挥余热的同时又不用担负以前工作绩效的压力；还可以去旅行，好好打扮自己，写写自己的回忆录等。

（3）采用健康的生活方式

运动是预防抑郁的最佳武器，去找一些能做的、喜欢做的运动，循序渐进；调整饮食习惯，减少糖和精细食物的摄入，少食多餐，低盐低脂；培养良好的睡眠习惯以及保持充足的光照时间。这些生活方式的改变能帮助老年人获得健康的身心。

（4）知道何时去寻求专业帮助

当抑郁太严重通过各种调节无法改善时，要允许自己寻求帮助。不要害怕给别人添麻烦，及早治疗获得健康才是减轻家人负担的最佳方式。

32.怎么照料患有抑郁症的老年人

抑郁症状的一大特点就是让人失去动力和自我价值感，损害一个人寻求帮助的意愿和能力。特别是当代的老年人，本身不太了解和认可抑郁症，且不想成为家人的负担，而身体健康也在走下坡路，再加上抑郁症状，更会降低就医的动力。作为抑郁症老人的家人，可能需要付出更多的耐心和同理心，及时提供情感支持，不要急于去纠正老人抑郁状态下各种想法或行为的"不正确"，而是提供希望，并尽快陪伴老人就诊，获得专业治疗。除此以外，家人还可以做的事情有：

（1）鼓励和陪伴老人出门活动

处于抑郁状态的老人的身体和想法都和以前很不一样。他们可能没有体力让自己动起来，也缺乏这样的动力和意愿。这时候家人就必须承担起这样的角色，先找到老人以前喜欢做的事情，从最简单的开始鼓励他们去尝试，如饭后散步、去看电影、逛逛公园等，任何能够调动老人身体或精神的事情只要坚持，就能起到活化剂的作用，帮助他们改善情绪。

（2）为老人安排定期的社交活动

抑郁的老人自己很难走出社交的第一步，这时就需要家人推一把。帮他们安排和亲戚朋友的会面、报名参加社区活动、鼓励他们和朋友出去旅游、参加老年人社团等。可能很多时候他们会拒绝，这是处于抑郁状态的老人常会有的反应，这时坚定地、温柔地鼓励和陪伴就很有必要了。要知道，有人在身边时他们会感觉好很多，这些都可以帮助他们抵抗孤独，获得社会支持。

（3）鼓励他们坚持治疗

抑郁的治疗是一个长期的过程，随意中断治疗可能会增加复发的风险。作为照料者，一方面需要鼓励老人遵照医嘱治疗，另一方面也要观察治疗过程中出现的不良反应，关注老人的身体和情绪感受，及时和主治医生进行沟通。此外，还要警惕自杀的征兆，这在老人中并不少见。一旦怀疑有自杀风险，要立刻到精神专科医院或门诊寻求专业帮助。

33. 为什么说管理好老年慢性病对精神健康很重要

老年期是心脑血管疾病、肿瘤、糖尿病、慢性阻塞性肺疾病等各种慢性躯体疾病高发期，这类疾病因为严重影响健康和生活质量，已经成为全球重大公共卫生问题。

从整体医学角度来说，心身是统一而非一分为二的，躯体健康和心理健康既紧密相连又相互影响。精神健康问题会增加躯体疾病的风险，如精神疾病患者中心血管疾病、代谢相关疾病的患病率显著高于无精神疾病患者；反过来，慢性躯体疾病也会增加精神疾病的患病风险，如焦虑、抑郁、睡眠等问题在慢性躯体疾病患者中很常见。

研究发现，高血压、糖尿病、冠心病、肿瘤患者的抑郁症、焦虑症、睡眠障碍患病率远高于其他人群。慢性躯体疾病和精神心理问题的关系可以归结为三类：一是多数慢性躯体疾病属于心身疾病，即心理因素影响了躯体疾病的发生和发展；二是躯体疾病本身以及躯体疾病的治疗过程作为一种心理应激源，增加了精神心理疾病的发病风险，如躯体疾病带来的躯体痛苦、治疗过程中需要承受的痛苦和限制；三是对疾病预后不良的担心和实际治疗效果不佳等因素都会成为应激源，引起患者的焦虑、抑郁、恐惧等心理行为反应。另外，一些慢性躯体疾病会影响大脑的功能，引发各种精神疾病和精神症状，如脑卒中后抑郁、血管性痴呆等。还有，躯体疾病共病精神疾病，即两类疾病同时出现。因此，无论是哪种原因，慢性躯体疾病若伴发精神障碍，会进一步增加个体的躯体和精神痛苦，增加治疗难度，影响治疗效果，延缓康复的同时降低患者的生活质量，并增加残疾和死亡的风险。因此，管理好老年期的慢性躯体疾病，不仅有助于提升躯体健康水平，还能降低罹患精神疾病的风险，从而减少因此造成的痛苦和残疾。

34. 记性差就一定是认知障碍吗

很多人会偶尔出现短暂的记忆问题，如忘记东西、叫不出人的名字，老年人中这种情况就更为常见了。有些人会害怕自己或家人是认知障碍的前期表现而惶惶不可终日；而有些人则认为这是衰老的必然现象，未予重视，因此错过了最佳的干预时期。那如何分辨"记性差"到底是正常衰老过程中的记忆力下降还是认知障碍的症状呢？我们可以对照表 4-1 进行简易的区分。

表 4-1　正常记忆力下降和早期认知障碍表现的区别

正常记忆力下降	早期认知障碍
忘记把物品放在哪里了	常常把物品放在奇怪的地方，如手机放冰箱、钥匙和餐具放在一起
忘词的时候能用其他常用的名称来指代	常常忘记熟悉的家人或常见的物品，张冠李戴或者用不合适的名称来取代
常常忘记谈话中的细节	常常忘记整个谈话内容，或者不记得跟谁有过谈话
以前有做账的习惯，偶尔忘记做记录	不再记账，不再关心财务状况等
偶尔忘记和朋友的约会	对日常活动和社交不再感兴趣，不愿意出去，可以在电视前呆坐很久，睡眠时间比以前多
有时候走错路，找不到方向	在熟悉的地方迷路，不记得自己是怎么到那的，去那干什么，怎么回家

另外，除了表现不一样，两类老年人其社会功能水平也是不一样的（见表4-2）。

表4-2　正常记忆力下降和早期认知障碍社会功能损害的区别

正常记忆力下降	早期认知障碍社会功能损害
尽管偶尔遗忘，但能像以前一样处理日常事务	在执行简单任务方面有困难，如付钱、穿着合适、打理个人卫生等，以前会做的事情不知道怎么做或做起来有困难
遗忘时能回忆和描述整个遗忘的事件	不能回忆或描述具体遗忘的事情
可能偶尔会忘记方向，但不会在熟悉的地方迷路，能像以前一样看懂方向指示	即使在熟悉的地方也会迷路，看不懂方向指示，无法按照方向指示行动
偶尔找不到合适的词，但和人交谈没有问题	经常忘词、用词不当或者自己造词、篡改用语。在同一次交谈中重复说一些词语或故事
判断能力和决策能力跟以前差不多	很难做选择，表现出判断力差，或者在社交场合有不适宜的行为

通过这些信息可以帮助我们做初步的判断，但是，如果有这方面的担心，建议还是去专业机构做一次评估。

35. 如何早期识别老年认知问题

老年认知障碍是一种进展性且不可逆的大脑疾病，以神经细胞的逐渐退化导致的记忆丢失和思维、行为改变为主要特征。阿尔茨海默病是最常见的老年认知障碍，占所有认知障碍的 60% ~ 70%。阿尔茨海默病的患病风险会随年龄增加而升高，是一种进展性疾病，其症状通常发展缓慢，越早干预，延缓进展的效果就越好。也正因为它是一种进展性疾病，常常从轻度的遗忘（表现为从一开始的找不到钥匙、叫不出名字、重复地提问等）开始，所以很多人一开始会误以为只是正常的老年遗忘而忽视。而当病情继续进展，最终恶化为全脑广泛性受损，并影响到核心脑功能区时，就会出现明显的记忆受损及情绪、行为和人格改变，也会导致各种功能的全面受损，这时再进行干预，效果会大打折扣。因此，早期识别对疾病干预具有重要的价值。尽管记忆问题是最先被看到的症状，但阿尔茨海默病的早期症状远非如此，它还会出现一系列语言、判断和抽象思维方面的表现，主要表现为：

» 影响日常生活的记忆问题。常常忘了重要的事情或日子，需要不断地重复或者越来越依靠记事贴以免忘记。

» 说话或写字时很难找到对应的词语。很难跟上别人的对话，忘记自己说到哪里了，或者看到熟悉的物品就是想不出名字。

» 整合视觉影像或判断距离出现困难。开始无法保持平衡，或者没法开车，东西经常从手中掉落或洒出，看书越来越困难。

» 乱放东西。例如，把钥匙或钱包放在冰箱里，很难通过回想找回乱放的东西。

» 处理熟悉的事务时出现困难。例如，按照熟悉的路线回家，像以前一样熟练地使用手机或电脑，按照熟悉的菜谱做饭，等等。

» 做计划或解决问题时出现困难。集中注意力或处理数字相关的事务时出现困难，如交费、管理好财物、保持收支平衡等。

» 搞混时间或地点。不知道今天是几号或者现在是什么季节，忘记自己在哪里，或自己是怎么到这儿的。

» 对社交不太感兴趣。开始忽视自己以前的兴趣爱好，拒绝参加社交活动。

» 判断能力下降。忽视个人卫生，不再像以前一样照管宠物，或者容易上当受骗。

» 情绪或人格改变。容易生气，或经常感到心情不好、焦虑，
  疑神疑鬼，稀里糊涂。

　　尽管有这些表现不一定就代表认知障碍，但早期识别和
诊断对疾病的预后十分关键，越早干预越能更好地控制症状，
延迟疾病进展，获得更好的生活质量。

36. 老年认知障碍会导致哪些后果

　　老年认知障碍是一类因为疾病或者创伤引起的多种疾病
的总称，主要表现为记忆受损、人格改变以及语言、注意力、
判断等各种认知功能损害，是一类慢性进展性致残性大脑退
行性疾病。除阿尔茨海默病这种最常见的认知障碍，还包括
血管性痴呆、混合性痴呆等其他痴呆形式。

　　认知功能障碍的后果主要源于各种认知功能下降及受
损症状，主要表现为：①时间空间等定向障碍，不知日期
和时间，外出找不到回家的路，因此容易出现走失意外，
陷入落水、高处、高速、隧道等危及生命安全的环境；
②记忆功能障碍，从近事遗忘开始，逐渐进展为近事与远事
记忆全面受损，因遗忘安全规则可进一步造成失火、碰撞、
摔倒等各类意外伤害；③执行功能障碍，从处理问题能力
逐渐下降到严重时的言语和自理能力丧失，不能完成穿衣、
吃饭等简单的生活事项，终日卧床，失去与外界交流和接触

的能力；④运动和平衡能力受损，失去协调能力，增加摔跤或各种意外伤害风险；⑤人格与精神行为障碍，表现为情感淡漠，出现睡眠问题、抑郁、焦虑和幻觉、妄想、偏执多疑、易激惹、有攻击性等精神行为症状，并因此存在自伤、自杀的风险；⑥晚期常常可并发全身系统疾病及多系统功能衰退的症状，如肺部感染、营养不良及全身衰竭症状，最终可死于各种并发症。

37. 老年认知障碍能预防吗

由于老年认知障碍目前没有有效的治愈手段，因此预防是关键。而老年认知障碍作为一种进展性疾病，发病风险会随年龄增长而升高。可以这么说，只要活得足够长，最终都会罹患认知障碍。因此，老年认知障碍的预防有三层含义，第一层是降低发病风险，预防疾病发生；第二层是尽量推迟疾病出现的年龄，如果能让发病年龄推迟到自然死亡年龄之后，也就达到了预防的目的；第三层是延缓疾病进展和恶化的速度，尽量能保持现有的认知功能。

阿尔茨海默病是一种受多种因素影响的、复杂的疾病，既有不受我们控制的年龄和基因因素，也有我们可以掌控的生活方式和心理因素。研究发现，通过改变生活方式就能有效地改善脑健康水平，最大限度地保持认知功能。这些生活方式被称为改善脑健康的"七大支柱"。

（1）定期运动

研究发现，运动除了可以通过刺激大脑保持原有神经元的联结，还能帮助增加新的神经元通路。定期运动可以降低50%认知障碍发病风险，而且，还能减缓认知症状的运动进展速度。理想的计划包括每周至少150分钟中等程度的运动，既包括力量训练也包括心肺功能的锻炼，也有平衡和协调能力的练习。散步、游泳、打太极、练瑜伽等是推荐的运动方式。

（2）社交参与

人类是高度社会化的生物，离开群体，人类无法生存，大脑也一样，因此社交生活对老年认知障碍有预防作用。不必成为社交高手，只需要定期和关心你的人碰面即可。

（3）健康饮食

炎症和胰岛素抵抗会损害神经元，抑制神经细胞之间的信息交流。因此调整饮食结构有助于保护大脑。管理体重，减少糖的摄入，尝试地中海饮食，如多吃蔬菜、水果、豆类、全谷类以及富含 Ω-3 的食物鱼和橄榄油，少吃加工食品，不喝酒或少喝酒，尽量多在家做饭吃。

（4）脑部训练

"活到老，学到老"不仅可用来督促我们努力学习，还能预防痴呆。研究发现，上过10节脑部训练课程的老年人不仅在接下来的几个月内改善了日常生活中的认知功能，而且效果持续到 10 年之后。脑部训练包括学习新东西，提高原有技能的水平，练习记忆技巧，玩需要动脑的迷宫、字谜或桌面游戏，尝试以前未做过的事情等。

（5）良好睡眠

研究发现，睡眠不好和大脑中阻断记忆形成所需要的深度睡眠的物质 β 淀粉酶的增加相关，而良好的睡眠能帮助清除大脑中的垃圾和毒素，保护大脑。

（6）压力管理

慢性或持续的压力会增加大脑的负担，导致记忆关键区脑萎缩，影响神经元的生长，从而增加认知障碍的发病风险。可以通过认知改变，改变生活关注点，练习呼吸训练、正念冥想、肌肉放松等各类放松技术来减少压力。

（7）血管健康

越来越多的证据显示有利于心血管健康的事物同样有利于大脑。心血管的健康对于大脑保护非常关键，可以降低认知障碍的风险。因此，要遵照医嘱监测和管理好血压、血脂和血糖，采用健康的饮食习惯，戒烟限酒。这些生活方式的改变同样也能降低心肌梗死等心血管事件发生的风险。

阿尔茨海默病的风险往往始于症状出现之前，通常是在中年，也就是说保护脑健康无论多早都不为过。"七大支柱"

强化得越早，坚持的时间越长，"七大支柱"就越稳固，大脑能工作的时间也就越长，就能更有效地降低罹患老年认知障碍的风险。

38. 怎么照料患有认知障碍的老年人

照料患有认知障碍的家人非常不容易，这是一段漫长的旅程，需要照料者持续地付出。尽管每个认知障碍患者的进展不一样，不同阶段的照料需求可能存在差异，但了解一些基本的策略可以让照料者更有信心，也能感受到更多回报。

（1）疾病早期的照料

这时照料对象还不需要太多的生活协助，照料者的主要责任是及时和医生沟通，帮助照料对象以及照料者自己了解疾病的诊断和发展趋势，接受生病的现实，寻找资源为将来做好计划；在照料对象出现短期的记忆缺失时提供帮助，在加强生活环境安全性的前提下尽可能保持原来熟悉的生活环境，但尽量让照料者独立完成日常生活和社交活动，辅以日常认知训练，保持活力、健康和自理能力，延缓疾病进展。

（2）疾病中期的照料

这个阶段的照料对象会出现更多、更广泛的记忆缺失，他们可能开始认不出家人，常常犯迷糊，语言能力也开始受影响，有的可能会出现情绪或行为改变。随着自理能力的逐渐减弱，需要越来越多日常生活的照料和支持。照料者要帮照料对象设定相对固定的日常安排，如每日起床、三餐饮食、出行、社交、睡觉的时间；照料对象能做的事情尽量让他们自己来做；安排一些活动来保持日常对视、听、味、触、嗅等感觉的刺激；与他们交流时，要保持耐心和尊重，说话要慢且简单清晰，辅以身体语言；当患者出现情绪、行为或人格改变时，不要给其施加压力或指责，提前做好防止照料对象走失、误食、摔倒、自我伤害等相关的安全计划，并及时联系医生。

（3）疾病晚期的照料

这个时段患者可能已经无法自理，也无法表达自己的需求，很容易出现感染或其他躯体疾病，情绪和行为改变也很常见，基本需要 24 小时的照护。这个阶段的照料目标主要是让照料对象能够舒适且有尊严地走完人生最后的旅程。作为照料者，可能需要多人协作来完成日常生活的照料，并尽可能地缓解照料对象的痛苦。除此之外，还要为最后的道别做好准备，既包括日常事务上的准备也包括情感上的准备。

认知障碍的照料者是心理健康问题的高危群体，因此在照料他人时一定要先照顾好自己，只有这样才能持续地为照料对象提供高质量的照护。所以，如果需要帮助，一定不要一个人独自承担，及时求助才是对家人、对自己负责任的表现。

39. 老年人的睡眠有哪些特点

睡眠是人类生存的基础。一个睡眠周期包括5个阶段，从入睡期、浅睡期、熟睡期、深睡期到快速动眼期完成一个循环，一个睡眠周期大概90分钟，一个晚上4~6个周期。当人年老之后，身体机能和生活方式都较年轻时有很大不同，如与睡眠有关的生长激素、褪黑素等分泌减少；社交生活和户外活动减少，因此老年人的睡眠节律和模式通常也会随之发生改变。虽然睡眠有个体差异，但总体上老年人的睡眠跟年轻人相比有以下特点。

（1）睡眠时相提前

表现为睡得早，醒得也早。年轻人很多能熬夜，早上起床却很困难。而老年人可能刚吃完晚饭就犯困想上床睡觉，而早上天还没亮就醒了，且很难再次入睡。

（2）入睡期更长

入睡期即入睡前的觉醒期更长，需要更长的时间才能入睡。如青壮年期入睡前的觉醒期一般为5~15分钟，老年人一般延长为10~25分钟。

（3）睡眠浅，易唤醒

相较青壮年，老年人的浅睡期增加，慢波睡眠或者深睡眠减少。也就是说，老年人相比年轻人会有更多的片段式睡眠，晚上醒来的次数更多，且容易唤醒。

（4）睡眠效率降低

即睡着的时间占总卧床时间的比例降低，且有随年龄增长而下降的趋势。青壮年的睡眠效率一般为95%，而老年人为80%～85%。

（5）白天易打瞌睡

老年人由于夜间深睡眠减少，睡眠效率降低，常常需要通过白天打盹儿来弥补夜间睡眠的不足。

总的来说，老年人的夜间睡眠表现为时相提前、浅睡期增加、深睡期减少、觉醒增加和睡眠片段化、白天容易打盹儿等特点。

40. 老年人的睡眠自助技巧

引起老年人睡眠问题的原因有很多，大部分可防可治，常见的原因包括：疼痛或身体健康问题、月经和绝经相关问题、药物、压力或情绪问题、缺少运动或光照、缺少社交活动以及不良的睡眠习惯和环境等。对于身体或健康问题、服药等因素引起的睡眠问题，主动寻求相关专业服务，遵照医嘱管理好原发性疾病是最有效的自助手段，而其他原因，如睡眠习惯和环境的改善，主要通过改变生活方式来实现。

（1）自然提升褪黑素水平

白天增加运动和自然光照，晚上减少人工光源的使用，可以使用瓦数低一点的灯泡，睡前一小时关掉电视、电脑等，晚上尽量减少手机、平板等电子设备的使用，这类光源会抑制褪黑素的分泌。

（2）改善睡眠环境

老年人对噪声、光线和温度比较敏感，保持卧室的安静、干净和舒适有利于提升睡眠质量。可以使用避光的窗帘，防噪声的窗户或耳机，减少钟表、屏幕等电子设备光线和声音的干扰。

（3）保持良好的睡眠习惯

白天的小睡不可太长，5～30分钟即可，也不可太晚，因为太长和太晚的小睡不仅会影响白天的觉醒，也会影响夜间的睡眠；设定相对固定的上床睡觉和起床时间，即使在周末或是前一夜晚睡，也尽量按照设定的时间起床；有睡意时才上床，不要把床当作培养睡意的工具；睡不着时可以先离开床，直到有睡意后再回床上；把卧室设定为休息和放松的地方，减少其他床上活动。另外，可以给自己制造一些睡前仪式，如洗个热水澡、听10分钟轻音乐，这些都有利于维持生物节律。

（4）饮食和运动

晚餐不要吃得太饱，睡前也不能太饿；减少油腻、高糖等不好消化或刺激性的食物摄入；减少过多汤水的摄入，以免夜间频繁起夜影响睡眠；避免饮用浓茶、咖啡、酒精。运动，特别是有氧运动有利于减少压力，改善睡眠质量。老年人可以根据自身身体情况，从自己喜欢的、简单的运动开始，如散步、跳舞、慢跑、骑自行车等，但睡前3小时避免剧烈运动。

睡眠卫生是预防和改善睡眠问题的最经济有效的方式，也是实施其他睡眠治疗手段的基础。

41. 如何应对丧失带来的孤独、压力和焦虑

不管是哪个年龄段，应对挑战总是不容易，而当我们的挑战是与丧失有关时，更是难上加难。而丧失却又是老年人常常需要面对的问题，像退休、伴侣和朋友的去世以及子女的离开等。丧失不可避免地会让人感到失落、孤独，有时还会让人失去自我身份认同，感受不到生活的意义和价值，这些压力也是引发抑郁和焦虑等精神健康问题的危险因素。那如何面对丧失，减少压力和焦虑，重新找回生活的意义呢？可以从以下几个方面着手。

（1）学会接纳

包括接纳事实和接纳情感。认识到丧失是人生特别是老

年期不可避免的，也是我们无法掌控的部分。与其自我消耗，还不如放手，把精力放在自己能掌控的事情上。如老伙伴即将离世，这个自然进程无法阻止，但可以让他在这个过程中感受到朋友的支持。而在这个过程中，老年人不要压抑自己的感受，不管是好的还是坏的，要表达出来，慢慢地你会发现，无论情绪有多不好，终究都会过去，然后又能回到正常的生活轨道上去。

（2）和人产生联结

经常和亲朋好友来往不仅有助于缓解压力，还能获得支持、振奋精神。除了原有的朋友，你也可以扩大社交圈去结交新朋友，并在朋友需要的时候主动出现，给朋友带去支持的同时也可以感受那种被人需要的自我价值感。

（3）培养新的兴趣爱好

如学习新东西、养宠物或者种花花草草。在培养新的爱好中既可以保持和人的联结，结交到志同道合的朋友，还能提振身体活力，甚至找到新的人生乐趣。

（4）照顾好自己

富含营养的食物、规律的身体锻炼、良好的睡眠习惯，身体健康是精神健康的基石。

（5）主动寻找生命的意义

不要把年龄局限化，也不要被别人的看法限制行动，积极地去参与一些有意义的活动，如做志愿者帮助他人、慈善捐赠、挑战一些以前想做而不敢做的事情，这些事情不仅能激发老年人的活力和潜能，还能让老年人重新感受到生命的价值和意义。

第五章 精神障碍人群的残疾预防与控制

42.什么是精神障碍

世界卫生组织《国际疾病诊断分类（第十版）》将精神障碍定义为：一系列临床可识别的，引起大多数患者痛苦或妨碍个人功能的症状或行为。精神障碍主要有十大类，含数百种疾病诊断及其亚型，主要包括：器质性精神障碍；使用精神活性物质所致精神障碍；精神分裂症、分裂型障碍和妄想性障碍；心境障碍；神经症性、应激相关的及躯体形式障碍；伴有生理紊乱及躯体因素的行为综合征；成人人格与行为障碍；精神发育迟滞；心理发育障碍；起病于童年与少年期的行为与情绪障碍。

我国国家卫生健康委员会《严重精神障碍管理治疗工作规范（2018年版）》将严重精神障碍定义为精神疾病症状严重，导致患者社会适应等功能严重损害、对自身健康状况或者客观现实不能完整认识，或者不能处理自身事务的精神障碍。常见的精神障碍主要有以下六种：精神分裂症、分裂情感性障碍、偏执性精神病（持久性的）、双相（情感）障碍、癫痫所致精神障碍、精神发育迟滞伴发精神障碍。需要注意的是，符合《中华人民共和国精神卫生法》第三十条第二款第二项情形并经诊断、病情评估为严重精神障碍患者，也属于此范畴。

43. 如何早期发现精神障碍的"征兆"

早期发现精神障碍的"征兆"属于精神障碍预防的二级预防，即通过早发现、早诊断、早治疗，将疾病"扼杀"在摇篮里。

精神疾病的早期发现关键在于善于自我觉察，外加了解一些精神疾病的症状，特别是早期症状。这些早期症状主要有以下几类。

（1）性格或脾气改变

① 比如，原来活泼好动，喜欢社交，性格开朗的人，逐渐变得喜欢独来独往，和家人朋友变得疏远，对周围环境和事物的兴趣明显降低。

② 比如，一个平时温文尔雅，知书达理的人，突然变得脾气暴躁，常常无故发脾气，甚至无理取闹。

③ 原本勤劳的人，无故变得懒散，甚至需要家人的督促才能勉强完成日常生活的自理。

（2）情绪反常，特别多疑

①情绪异常高亢，爱管闲事，常做出一些不符合实际的行为或设想，如突然购买很多非常贵重的物品。有的人则恰恰相反，情绪异常低落，终日愁眉苦脸，长吁短叹，甚至觉得生不如死。

② 情绪不稳定，出现毫无原因的苦笑。

③ 整日感到惶恐不安，坐卧不宁，感觉要大祸临头。

④ 整天疑神疑鬼，变得非常敏感多疑，认为周围发生的事与自己有关，不听从别人的解释，且坚信不疑。

（3）行为和习惯改变

① 明显的行为异常，如大吵大闹。

② 行为减少，动作迟钝，丢三落四，经常出错，工作效率明显下降。

③ 出现明显的动作刻板重复或怪异。

以上表现往往是某种精神疾病的早期症状。当自觉有相关症状的时候，建议及时到专科医院或者有精神心理科的综合性医院做进一步检查。

44. 得了精神障碍如不及时治疗会有哪些后果，会变残疾吗

一旦确诊精神障碍，及时、系统地进行治疗和干预，对于控制疾病的发作、减少复发次数、降低总体危害、提高社会功能和生活质量十分重要。例如，精神分裂症如不及时治疗，随着病情的进展，可以导致患者出现明显的人格改变、生活自理能力严重下降、社会功能严重退化甚至丧失，进而

导致精神残疾的发生。此外，症状反复发作会导致患者大脑结构和功能产生不可逆的损伤，给家庭和社会造成严重的疾病负担。

需要注意的是，精神疾病的致残率是很高的。中国精神卫生调查显示精神障碍致残率为32.8%。精神分裂症、双相情感障碍等严重精神障碍的致残率更高，甚至超过了50%。而抑郁障碍、焦虑障碍、强迫障碍如果长期得不到治疗，也会导致残疾。研究显示，强迫障碍的致残率约为37.2%，抑郁障碍的致残率约为37.6%。因此，一旦确诊精神障碍，尽早治疗和参与康复对于避免精神残疾和预防复发至关重要。

45. 家中有人得了精神障碍怎么办

作为家属，面对罹患精神疾病的家人，承认患者得病的现实，帮助患者尽早就诊，正确对待患者的诊疗过程对于患者的康复十分重要。

首先，有些患者家属面对精神疾病患者的种种异常表现，往往难以接受，常常会有自己亲人的病"跟别人不一样"，他只是"一时想不开"等想法或合理化解释，片面强调患者言行举止中正常的部分，不愿承认其心理活动异常的一面，这对患者的治疗和康复是十分不利的。

其次，随着医疗技术的不断发展，人们对精神疾病的了解越来越多，治疗精神疾病的药物和方法也越来越多。因此，我们不妨掌握一些疾病发作或是复发预兆的知识和应对技巧，尽早送患者到专科医院诊治。

最后，由于精神疾病的疗程较长、复发率高，需要长期坚持治疗。因此，面对长期未愈的患者，经常会有一部分家属认为"精神病反正是治不好了"的消极想法。其实不然。家属需要主动学习一些精神疾病相关知识和心理调适小技巧，以积极的态度和患者一起坚持配合医生的治疗，才能有效地控制病情。

46. 精神障碍有哪些常见的治疗方式

目前，精神障碍的主要治疗方式有药物治疗、心理治疗、物理治疗及康复干预四类。

（1）药物治疗

是目前最主要的治疗方式，通过系统性和规范化的药物治疗，可以有效缓解患者的精神病性症状，对于改善患者预后和回归社会具有重要作用。

（2）心理治疗

也是精神疾病治疗的重要手段之一。心理治疗是指运用心理学理论和技术，通过治疗师和来访者一对一或者采取团体模式，处理患者的精神疾病、心身疾病、行为适应不良以及情绪问题。常见有精神分析与动力性心理治疗、支持性心理治疗、认知行为治疗、人际心理治疗、团体心理治疗等多种方法。对于改善来访者的情绪、纠正不良认知和行为模式、促进人格成长和发展具有良好的作用。

（3）物理治疗

也被称为非药物性躯体治疗，也是精神科临床常用的治疗方式之一。常见有（改良）电休克治疗、重复经颅磁刺激治疗、经颅直流电刺激治疗和深部脑刺激等方法。其中，以改良电休克治疗最为常见，可以快速缓解症状，对于有高自杀风险的患者尤为有效。

（4）康复干预

这是精神障碍治疗过程中必不可少的环节。通过全面的精神康复干预，对于改善患者精神状态，提高人际交往和社会适应能力有重要的帮助作用。康复干预分医院康复和社区康复两部分，主要包括服药训练、复发预防训练、生活行为康复训练、学习行为技能训练、就业行为技能训练、社交技能训练等内容。

47. 精神障碍患者症状缓解后可以停止治疗吗

由于精神疾病有病程迁延、复发率高、治疗周期长等特点，在治疗好转或症状缓解时就停止治疗极易导致病情复发，影响患者社会功能恢复。复发次数越多，患者功能损伤越严重，预后也越差。因此，在症状缓解或临床治愈后，推荐患者进行维持期的治疗。例如，针对精神分裂症，《中国精神分裂症防治指南（第二版）》就推荐患者在治疗好转后，需要药物维持治疗至少一年以上，且维持治疗的获益也十分显著，研究认为，坚持服药1年的精神分裂症患者，复发率仅为3%左右。针对抑郁症，在痊愈后6个月，有20%的患者可能复发，一半以上的患者一生中至少会再发作一次。《中国抑郁障碍防治指南（第二版）》同样推荐在痊愈或症状缓解后，为了降低复发风险，在巩固期疗程结束后，患者应该进入维持期治疗，具体治疗时间，由精神科医师根据患者的病情进行决策。具体也与患者的病情、复发次数，以及疾病的严重程度有关。至于是否停药、何时停药以及如何停药，均应当在精神科医师的指导下进行。

48. 都说精神病难治、易复发，怎样才能有效控制病情

虽然精神疾病具有病因复杂、复发率高的特点，但并不意味着一旦确诊精神疾病就是"灾难性"的结果。通过积极有效的干预，患者仍然可以长期维持"你不说，没人能看出你生病"的状态。要达到这种状态，需要患者、家属和医务人员的共同努力。

首先，要做到疾病的早发现、早诊断和早治疗。通过积极的"三早"干预，大部分患者可以达到临床治愈状态，即精神病性症状消失，患者恢复自知力，可以进行正常的工作和生活。而且发现得越早，治疗开始越早，患者的预后也越好。

其次，要严格遵守医嘱，坚持长期的系统性治疗，建立良好的医患治疗联盟。控制病情最有效的手段就是按医嘱进行全程、足量、足疗程的治疗。大多数精神疾病的反复都是因为患者不遵守医嘱，自行减药或是停止治疗所致。因此，对于精神障碍患者而言，在坚持药物治疗的基础上，辅助以心理—社会干预、精神康复等干预手段，对于改善疾病预后，维持社会功能具有重要意义。

最后，要积极寻求家庭和社会支持。完善的家庭和社会支持，可以有效减少患者的疾病顾虑、正视疾病，增加患者的治疗依从性，激发患者的内在动力，从而有效控制病情，降低复发率。

49. 精神障碍患者如果拒绝服药，我们该怎么办

一方面，精神疾病和躯体疾病有比较明显的区别。首先，精神疾病不像躯体疾病有明显的病灶，患者往往很难像识别躯体症状一样识别出自己的精神症状。另外，精神疾病常常会影响自知力，导致患者缺乏对自身疾病症状的正确认知和

判断能力。因此患者常常出现尽管病情已经很严重却意识不到自己有病的情况，也常常因此出现拒绝接受治疗和拒绝就医现象。

另一方面，精神疾病的治疗周期较长，患者需要长期坚持按医嘱服药。受到服药周期长和药物不良反应的影响，部分患者的服药依从性往往较低。面对这两种情况，监护人是确保患者持续规范化治疗的关键。在对患者进行干预前，我们首先要区分造成患者拒绝服药的原因，对"症"处理。

（1）因为否认有病而拒绝治疗

如果属于这种情况，首先可以尝试劝导的方式，督促患者及时就医或按时接受治疗。如果仅靠劝说无法奏效，则需要家属采取果断措施，如送患者到精神专科医疗机构接受非自愿入院治疗。但需要注意的是，非自愿入院治疗要严格按照《中华人民共和国精神卫生法》的要求执行，即疑似或确诊的严重精神障碍患者，有伤害／危害他人安全的行为或者危险的患者，其监护人可以采用非自愿医疗的途径，在亲属、朋友、居委会或民警的协助下将患者带至医疗机构进行治疗。

（2）因治疗后的不良反应而拒绝治疗

如果属于此种情况，建议患者、家属和医生建立良好的治疗联盟。加强医患沟通，在社区全科医生、社区精防医生，精神科医师等专业人员的帮助下，消除患者心中疑虑，争取患者对治疗的配合。如服药后出现震颤、便秘、流涎、乏力、困倦、恶心、心悸、头昏等不良反应，及时到专业医疗机构就诊，由主治医生根据患者病情及时调整治疗方案。

50. 得了精神分裂症需要服药多久

药物治疗是精神分裂症治疗的主要手段。精神分裂症大多为持续性病程，仅少部分患者在发作间歇精神病性症状可以基本消失，恢复到病前水平。因此对于大部分患者而言，需要坚持长期服药。根据《中国精神分裂症防治指南（第二版）》，精神分裂症的治疗疗程主要分为急性期治疗、巩固期（稳定期）治疗和维持期（康复期）治疗三个阶段。

急性期治疗主要是快速控制精神病性症状和相关症状，一般持续 8 ~ 12 周。但是如果治疗效果不佳，急性期的治疗时间还会进一步延长。当患者病情稳定，急性精神病发作症状得到稳定控制后，则进入巩固期治疗阶段，以预防缓解的精神病性症状复燃、改善阴性症状和促进恢复。一般来说，需要维持急性期所用有效药物治疗至少 6 个月。

维持抗精神病药物治疗是精神分裂症患者获得长期康复的基石，其主要目的在于维持症状持续缓解、预防复发、改善功能水平和生活质量。一般推荐首发的精神分裂症患者维持治疗至少1年，复发患者维持治疗2～5年，严重患者需要长期维持治疗。至于患者本人需要服药多久、是否可以停药，需要患者和家属咨询自己的主治医生，医生会根据患者的实际病情做出合适的决策。

51. 得了双相情感障碍需要服药多久

精神科药物治疗仍是双相情感障碍的主要治疗手段，治疗强调"全病程"治疗，主要包括急性治疗期、巩固治疗期和维持治疗期三个阶段。其中急性期治疗的主要目的是控制患者的精神病性症状。一般来说，通过6～8周的治疗，大部分患者可以达到症状的完全缓解。在经过急性期治疗后，为进一步恢复患者的各项功能，预防症状复燃，患者还需要接受4～6个月的巩固期治疗，巩固期治疗药物种类和剂量一般与急性期治疗相同。维持治疗期也是患者接受心理治疗和康复干预的关键时间节点，通过系统性的整体干预，可以明显改善患者的预后。经过巩固期治疗后，患者的症状如无复燃的现象，则可进入维持期治疗阶段。维持期治疗的主要目的是防止复发，维持社会功能，改善生活质量。维持期治疗的时间长短因人而异。一般来说，复发次数越多，服药时间越长。首次发作且经药物治疗临床缓解的患者，药物维持治疗时间多数学者认为需6～12个月；若为第2次发作，主张维持治疗 3 ~ 5 年；若为第 3 次发作，则建议应全病程、长期维持治疗，甚至是终身服药。

52. 如何识别和应对精神障碍的复发"先兆"

复发先兆识别是严重精神障碍社区精神康复服务的重要组成部分，常见的复发先兆主要有以下几个方面。

①对疾病的态度发生改变。患者对待疾病态度的改变是病情变化乃至复发的重要标志之一。如患者突然拒绝服药或自行停药，坚决否认自己有病，言语混乱荒诞，对家人、朋友的劝说表现出敌对的态度等。

②日常生活变得紊乱。具体表现在患者突然出现失眠、食欲减退、脾气变差、生活懒惰，不注意个人卫生等。

③情绪突然变得很差。患者常有烦躁不安、敏感多疑、脾气变差、易激惹等表现。

④工作或学习效率下降。在疾病复发的早期，有不少患者会明显表现出工作或学习能力下降、心不在焉、责任心降低、成绩大不如前等表现。

⑤社会交往异常。不愿与人沟通，自我封闭，孤僻、蛮横、经常发呆发愣是典型的表现。

⑥片段性的出现原来发病时的异常表现，如多疑、自语自笑、偏执猜疑等。这些异常的表现往往是片段性的，虽不

典型，我们仍然需要高度注意。

面对以上这些复发先兆，我们首先要和患者一起积极寻求专业人员的帮助，及时到精神专科医院就诊，以期及时控制复发先兆。其次，建议家属与患者沟通时一定要避免与患者争论甚至是争吵，避免刺激患者，加剧患者的猜疑和恐惧。最后，我们要尽量确保患者此时处于安静温馨的环境中，避免喧闹和嘈杂环境，减少围观者，尤其是与患者发病有关的人员或其妄想对象等有关人员。

53. 家庭能为精神障碍患者的康复做些什么

在精神疾病的治疗和康复过程中，家庭的作用极为重要。一方面，对于患者而言，在整个治疗过程中，家庭是精神障碍患者接触和活动最多的地方之一，家属是患者接触最为频繁也是最亲密的人。另一方面，家属是推动患者参与治疗和康复的主要承担者和责任人，也是患者、精神专科医务人员、社区卫生服务中心精防医生、精神康复社工之间沟通的重要桥梁。因此，家庭是患者社会康复的重要资源和支撑。

家庭成员首先要帮助并监督患者认真执行医务人员的医嘱，如按时按量服用治疗药物、定期门诊临床随访和社区康复随访，及时参加康复训练。其次要了解一定的精神疾病复发知识以及应对技巧。在日常生活中，家属需要留意患者是否出现与复发密切相关的异常行为，及时发现患者可能受精神症状影响而出现的幻觉妄想、自伤自杀、冲动毁物、外跑等风险，并向精神卫生专业人员求助。在患者日常生活中，训练并提高患者对异常心态的觉察、分辨和应对能力。再次要在日常生活方面，多多关心患者。在照料好患者饮食起居的同时，尽早接受患者罹患精神疾病的事实，平等地与患者进行沟通，倾听患者的感受和想法，加强对患者的鼓励和心理支持。最后要积极鼓励患者参与精神康复训练，帮助患者寻找和利用身边的精神康复资源。在社区精神康复专业人员的帮助下，及时制订适合患者实际的康复方案，保证患者能够尽早地接受专业的精神卫生和心理健康服务，使患者早日回归社会。

54. 工作或者学习期间罹患了精神障碍应该怎么办

首先，应该尽量执行医务人员的医嘱，尽快与家人和专业人员，如精神专科医务人员、社区卫生服务中心精防医生、精神康复社工等建立治疗联盟，定期接受精神科医生、社区全科医生等专业人员的随访，以期尽快将病情控制在稳定状态。这也是患者能够迅速恢复学习和工作能力，保持良好的认知和社会功能，实现家庭角色和社会角色的关键。

其次，要尽快调整和稳定自己的心态，正视精神疾病，努力以积极的心态接受罹患精神疾病的事实，大发雷霆、自暴自弃、离群索居、急于求成、反复纠缠、回避否认甚至自我否定，对于疾病的治疗和康复都是不利的。如果一时间难以接受现实或是觉得自我调整有困难，不妨尝试多与家人、自己的精神科医师沟通，也可以在精神或心理专业医疗机构寻求心理治疗师或咨询师的专业服务。不仅可以及时调整心态，这对于精神疾病的治疗也有极大的帮助。

最后，要学会利用社区的一些精神卫生和精神康复资源。国家对于精神障碍患者的康复十分重视，出台了一系列关于促进精神障碍患者康复的政策，社区也相应地配置了一系列有关精神康复的资源。有需要的可以及时联系社区卫生服务中心的精防医生或自己的主治医师，由他们帮助转介，尽可能多地利用身边的精神卫生资源，加快自己的康复进度，尽早回归学校或者工作岗位。在成功返回学校或工作岗位以后，建议学习一些自我心理调适的小技巧，以便帮助自己更好地应对学习和工作中的压力，保持良好的心态。

55. 如何帮助慢性精神障碍患者进行康复

许多精神疾病，特别是严重精神障碍，如果迁延不愈，往往会转为慢性，需要在严格按医嘱服药的基础上，采取家庭—社会—心理综合干预措施，才能促进患者社会功能的恢复。

首先，要坚持精神科药物维持治疗。截至目前，药物治疗仍是精神疾病的主要治疗方式，药物治疗对于稳定患者病情至关重要，也是保证后续心理—社会—家庭干预疗效的基础。对于药物治疗依从性较差的患者，可以开展一些药物自我处置技能的训练，以提高患者服药依从性以及应对药物不良反应的能力。

其次，训练患者料理个人生活的能力。生活技能训练的目的在于帮助患者重建良好的生活习惯，因为大部分患者并不是不会，而是由于疾病导致的生活疏懒和功能退化。通过生活技能训练，可以推动患者社会功能恢复进程。

再次，对于家庭成员而言，建议为患者营造一个良好的康复环境。患者只是疾病角色，并不影响患者承担夫妻、父母、子女等角色。不建议大包大揽患者的家庭生活，不妨尝试和患者一起完成家务劳动，一起看电视或打牌，参与家庭事务的讨论。对未婚患者还应了解他们对今后择偶的打算和态度，若患者处于恋爱中，还应该了解其与恋人相处的情况等。

最后，参与技能训练。在患者病情稳定并具有良好的家庭功能时，需要及时参与一定的技能训练，主要包括社交技能、职业技能和心理康复技能等。这对于患者最终回归社会、应对挑战具有重要意义，也是检验患者整体功能恢复程度的标尺。

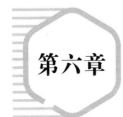

第六章　心理危机和心理创伤的
预防与应对

56. 什么是心理危机和心理创伤，有什么区别和联系

心理危机（Psychological Crisis）是指一个人在遇到了突发事件或面临重大的挫折和困难时，自己既不能回避又无法动用自己的资源和应对方式来解决时所出现的心理反应。心理危机可以分为正常发展的危机、情境性危机和存在性危机。正常发展的危机是正常成长过程中，急剧变化或转变所导致的异常反应，如小孩出生、大学毕业、中年生活改变、退休等。情境性危机是出现罕见或者超常性事件、在无法预见和控制时出现的危机，如交通事故、被绑架以及亲人意外死亡等问题。存在性危机指的是伴随重要的人生问题的内部冲突和焦虑，如生活孤独、失去了再发展的机会等。心理危机会带来心理压力和应激反应，甚至可能导致自伤、自杀行为的出现。

心理创伤，是指那些由于生活中具有较为严重的伤害事件所引起的心理、情绪甚至生理的不正常状态。提到心理创伤，我们就会想到战争、洪水、地震、火灾及空难等，其实心理创伤远远不只是这些大的事件。还有在我们日常生活中可能会长期经历到的忽视、情绪虐待、躯体虐待或者暴力，都可能导致心理创伤的形成。

心理危机发生后，个体可能会先感觉到冲击，引发认知、情绪、意志和行为的反应；然后进入防御阶段，保护自己；

最后是成长期，在接受现实后治愈伤痛，走向未来。但是不能度过的心理危机和严重事件引发的心理创伤，可能会导致精神障碍。如果不能得到及时的干预和治疗，就有可能发展为精神残疾。

57. 心理危机下人的反应是什么样的

当人面对心理危机时，会产生一系列身心反应，这些身心反应也叫作应激，是生活中的各类变化引起个体出现的情绪体验、可预测的生理生化反应和相应的认知行为变化的过程。应激可能让一个人顺利度过心理危机，但也可能表现出对心理危机的不适应。不适应心理危机的反应主要有以下几种。

（1）生理反应

如肠胃不适、腹泻、食欲下降、头痛、疲乏、失眠、做噩梦、容易受到惊吓、感觉呼吸困难或窒息、梗死感、肌肉紧张、心跳加快、血压升高等。

（2）情绪反应

如害怕、焦虑、恐惧、怀疑、不信任、沮丧、忧郁、悲伤、易怒、绝望、无助、麻木、否认、孤独、紧张、不安、愤怒、烦躁、自责、过分敏感或警觉、无法放松、持续担忧、担心家人安全、害怕死去等。

（3）认知反应

如注意力不集中、缺乏自信、无法做决定、健忘、效率下降、不能把思想从危机事件上转移、思维和想象能力减退、出现意识障碍等。

（4）行为反应

社交退缩、逃避与疏离、不敢出门、容易自责或怪罪他人、不易信任他人、过分依赖他人、产生敌对情绪、感到无助、抽烟酗酒、自伤或自杀等。

通常来说，面对心理危机时，有不适应的身心反应是正常的。这时候可以通过一些活动转移注意力，也可以尝试自己调节。但如果一两个月后仍无法恢复正常的身心反应，就需要寻求专业的帮助。

58. 应对心理危机的方式有哪几种

（1）有效应对，获得成长

当发生危机事件时，有些人能够做出恰当的反应来应对危机。恰当指的是能够有效地面对生活中的种种议题，充分利用可获得的资源，将危机转化为动力，从危机当中获得经验，得到成长。

（2）压抑感受，得过且过

因为心理危机带来了不舒服的情绪感受，有些人有意无意会压抑真实的感受，假装没有任何不舒服的情绪产生，然后继续面对生活中的各项事务。这种方式也能在产生心理危机后照常生活，但并没有解决根本问题。在下一次心理危机来临时，巨大的压力可能会让之前没有解决的议题再次浮现，造成更大的影响。

（3）难以应对，无助退缩

如果一个人没有足够的能力面对心理危机事件，或者使用无效的应对方式，甚至不应对心理危机，那么这个人在危机面前可能就会被击垮，结果可能是难以应对日常生活。如果长期存在心理危机并且不能有效应对，就有可能引起心理创伤。因此这一类人需要及时有效的心理援助，以渡过面前的难关。

59. 心理创伤的表现有哪些

（1）反复重现创伤性体验

创伤者会控制不住地回想起受创伤的经历，这些令人痛苦的事件记忆好像"从天而降",即便是在睡梦中,这些也可能会通过噩梦的形式出现。无论是在何时出现,都会给创伤者带来痛苦,因为他们会感觉到自己失去了控制,反复体验到创伤中的痛苦情绪,如恐惧、害怕、无助等,甚至生理反应也会不断重现,从而影响人的生活。

(2)持续性的警觉性增高

对于一部分人来说,经历创伤后的他们会持续性地过度警觉,对安全过分关注,以至于高度紧张,精疲力竭。在这样的情况下,睡眠可能会受到困扰,有的人难以入睡,有的人会在梦中大喊大叫。过度紧张激动和敏感必然会影响到情绪。创伤后可能会发现自己变得消极或者容易被激怒,很容易为一点小事感到被情绪淹没。长期的警觉性增高带来的疲劳也可能导致一个人注意力涣散,或者体验到极度的恐慌,甚至惊恐发作。

(3)持续回避

主要表现是极力不去想有关创伤的经历。创伤者会回避那些可能让自己联想到创伤经历的东西、人或地点,但又极力否认自己的回避行为。此外,创伤者也可能产生情绪的回避,也叫情绪麻木,他们缺乏与世界进行情感连接的能力,无论是快乐还是难过,都无从感受。他们与外界的关系也会变得疏远，可能变得难以沟通，这也会让他们的亲密关系产生问题，难以与人建立包括身体接触在内的亲密关系。

60. 心理创伤导致的精神障碍有哪些

心理创伤后可能出现创伤后应激障碍（Post Traumatic Stress Disorder，PTSD)。PTSD 是一种应激反应，指的是遭受心理创伤之后，一个人不断地以某种形式重复体验到创伤性事件，如脑海中会突然出现创伤性事件发生时的情境（闪回），或者是做噩梦。在这样的情况下，个体的生活、工作或学习都会受到影响，并且会对日常的生活事件感到麻木，与其他人的关系逐渐疏远。随着时间的推移，个体还会出现睡眠问题、注意力集中困难。有的人会出现极端的惊恐反应，瞳孔放大、呼吸急促，有濒死的感觉，甚至会出现失忆和解离。如果创伤性事件导致个体熟悉的人去世，那么此人可能会出现幸存者内疚，他可能会不停地思考："为什么是别人受到了伤害，为什么幸存下来的是我？"如果一个人暴露在一个或一系列具有极端威胁性或恐怖性质的事件（难以或不可能逃脱的长时间、重复性事件），之后可能出现复杂性创伤后应激障碍。复杂性创伤后应激障碍的特点是：严重和持久的情感调节问题；认为自己被削弱、挫败或无价值感，并伴有与创伤事件有关的羞耻感、内疚感或失败感；难以维持关系和感觉，难以与他人亲近。这些症状在个人、家庭、社会、教育、职业或其他重要功能领域造成严重损害。除此之外，PTSD 可能还会与物质使用障碍、抑郁症、睡眠障碍等其他精神障碍共病。

61.如何减少心理危机和心理创伤给个体带来的伤害

在日常生活中，我们需要有意识地锻炼自己的心理复原力。如果把人的心理状态比喻成弹簧，危机和创伤事件类比为物理上的压力，那么当弹簧足够有弹性的时候，它就不容易被压力压坏，而这个弹性就是心理复原力。锻炼心理复原力，我们可以从以下几点出发。

（1）拓展社会支持

可以在图 6-1 的同心圆中，按照与你的关系远近，写下在危机时刻能帮助你的人的名字，这张图就是你自己的社会支持系统图。思考一下，这些人多还是少，是同一类人还是不同类别的人？通常来说，人越多、类别越丰富，你获得的支持就越多。

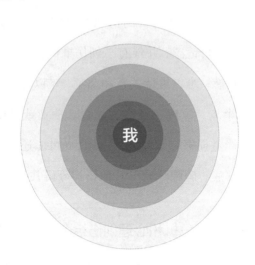

图6-1 我的社会支持系统

（2）培养内在自信

时刻保持对"我是谁"的觉察，通过积累现实中的反馈，对自我形成清晰的概念。这样，当心理危机和创伤来临时，个体便可以通过较为有力的自我进行调节。可以列出自己的优势，并与支持系统中的人进行讨论，赋予自己改变现状的力量。

（3）发展能让自己感觉到愉悦和放松的活动

可以为自己列一张"愉悦活动清单"，尽可能多地列出有什么样的活动可以让自己放松或感觉到心情舒畅。活动可以是某种兴趣爱好，也可以是走路、洗热水澡等日常活动。清单中最好包括一些不需要依赖任何设备，随时可以做的活动。

62. 已经发生了心理危机或心理创伤，如何预防其致残

了解自己的心理反应。理解此时的反应是正常的，对于稳定情绪很重要。心理危机或创伤会带来各种各样的反应。很多人会想：我怎么这么烦躁不安？为什么我这么难过？为什么我好几天睡不着觉、吃不下饭？我什么都不想干，我是不是病了？我是不是心理出问题了？这个时候我们首先要接纳"我现在这个状态"是"对这个危机事件的正常反应"，这有助于减少我们的内疚和自责感。

使用积极健康的应对方式。尽管危机和创伤下的心理反应是正常的，但是有的人在危机中会使用吸烟、酗酒等不健康的方式应对自己的情绪。这些方式短期来看有助于缓解当下的心情，但是长期来说会对身体造成更大的危害。可以通过利弊分析表（见表6-1），选择更为积极健康的方式来应

对当下的心理反应。

表6-1 利弊分析表

应对方式	好处		坏处	
	短期	长期	短期	长期

选择适合自己的倾诉方式。可以与值得信赖的人分享自己的经历或是心情,通过倾诉来纾解情绪。如果是遭遇心理危机或创伤者的朋友或家属,可以问问当事人需要自己提供什么帮助。最后,心理援助热线是一个不错的选择。热线的专业人员可以提供24小时的心理疏导和心理支持。

63. 如何处理丧失

丧失是指失去某个重要的人或物,这个人或物可能已经离世或找不到,可能虽然在世但是与个体的关系中断。经历丧失的人通常会经历哀伤的反应。哀伤反应是正常的,但如果它长时间存在,就需要引起关注。有的人虽然没有立刻发生哀伤反应，但是压抑的情绪可能会在日后出现，对个体的生活产生影响。在处理丧失时，需要经过以下步骤：

①识别和体验哀伤情绪。可以通过"哀伤监测日记"（见表6-2）来记录哀伤情绪，并通过写信或口述故事的方式，在安全的环境里体验哀伤。

表6-2　哀伤监测日记

时间	情境	哀伤程度评分（0~10分，0分哀伤最低，10分最高）

②改变行为。经历丧失的人，经常会发生社交退缩。经历丧失者需要一张行为计划表（见表6-3），帮助自己记录每天的活动，并记录活动的胜任程度和心情。

表6-3　行为计划表

时间	行为活动	胜任度（0~10分，0分表示完全无法行动，10分表示完全能够胜任此项活动）	心情（情绪和想法）

③重构认知。通常处于过分哀伤的状态中，个体会产生认知的偏差，产生负性思维。常见的是一些灾难性的想法和以偏概全的思维模式。可以通过找出与目前认知相左的证据，来帮助纠正偏差认知。例如，某个丧亲者的负性思维是："一定是我没有做好，我的亲人才离我而去。"这时候他/她可以通过周围人的帮助，回顾自己做了什么、没做什么以及对亲人离世的影响，通过重新审视亲人离去的过程，减少内疚感。

④重新寻找意义。寻找意义的核心在于与现实重新产生链接。例如，如果反思失去某段关系的价值，可能推动经历丧失者过上更好的生活。换句话说，尽管丧失是不可控的、痛苦是不可避免的，但是我们能够控制自己面对丧失的态度。

64. 对于心理危机和心理创伤，个体可以寻求哪些专业帮助

当个体遭遇心理危机和心理创伤时，可以寻求精神科医师、心理咨询师/心理治疗师和社会工作者的帮助。

精神科医师会根据个体的症状表现，提供精神科药物治疗。精神科药物对于在心理危机和心理创伤下产生的焦虑、抑郁等情绪或者失眠等问题有帮助。药物可以帮助一些人更好地容忍现状，并且让个体在药物的辅助下完成心理治疗的

过程。

心理咨询／心理治疗的目的是为遭遇心理危机和心理创伤的个体提供温暖、抱持的工作环境，最基本的工作是理解和支持个体。之后，根据工作目标和心理咨询师／心理治疗师擅长的工作方式方法，与个体一起就相关的情绪、行为、认知、内在体验与内心冲突等方面进行探索，以达到帮助个体稳定情绪、重回现实的目的，并减少已经存在或可能存在的对生命安全造成威胁的行为。

社会工作者也可以为个体提供倾听、共情、真诚的接纳，陪伴个体度过危机，为个体赋能，提升个体自身的能力来应对心理危机和创伤。此外，社工还可以为有需要的个体提供资源链接，帮助他们解决现实问题。

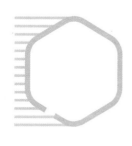

主要参考文献

[1] 世界卫生组织 . 精神卫生：加强防治工作 [EB/OL]. https://www.who.int/zh/news-room/fact-sheets/detail/mental-health-strengthening-our-response.

[2] 黄悦勤 . 精神障碍的预防与控制 [J]. 中国医学前沿杂志 (电子版),2014,6(3):16–21.

[3] 黄悦勤 . 我国精神卫生的现状和挑战 [J]. 中国卫生政策研究 , 2011,4(9):5–9.

[4] 黄悦勤 . 中国精神卫生调查概况 [J]. 心理与健康 ,2018(10):14–16.

[5] 蔡军 , 柏涌海 . 社区精神康复实务 [M]. 上海 : 第二军医大学出版社 , 2019.

[6] 何燕玲 . 谈心解惑——精神健康 [M]. 上海 : 上海科学技术出版社 , 2017.

[7] 陆林 . 沈渔邨精神病学 (第 6 版)[M]. 北京 : 人民卫生出版社 , 2017.

[8] 张明园 . 精神病防治康复 [M]. 北京 : 华夏出版社 ,2002.

[9] 国家卫生健康委疾控局 . 严重精神障碍管理治疗工作规范 [EB/OL]. https://www.gov.cn/gongbao/content/2018/content_5338247.htm?ivk_sa=1024320u.

[10] 马弘 . 严重精神障碍社区防治工作指南 [M]. 北京 : 中华医学电子音像出版社 , 2014.

[11] 李凌江 , 陆林 . 精神病学 (第 3 版)[M]. 北京 : 人民卫生出版社 , 2015.

[12] 张桂青 . 心理创伤与心理危机干预 [M]. 北京 : 中国劳动社会保障出版社 ,2015.

[13] 蒂埃里 , 姚小菡 , 高兵玲 . 心理创伤 , 如何避免伤在童年 [M]. 北京 : 人民邮电出版社 ,2021.

[14] 国际疾病分类诊断标准第 11 版（ICD-11）[EB/OL]. https://icd. who.int/browse11/l-m/zh.

[15] 内米歇尔. 哀伤治疗：陪伴丧亲者走过幽谷之路 [M]. 北京：机械工业出版社 ,2016.

[16] George T, Grossberg and Abhilash K, Desai.Management of Alzheimer's Disease. Journal of Gerontology: 2003, Vol. 58A, No. 4, pp.331–353.

[17] Neurocognitive Disorders. (2013). In Diagnostic and Statistical Manual of Mental Disorders. American Psychiatric Association.

[18] Huis in het Veld J., Verkaik R., van Meijel B., et al. Self-management by Family Caregivers to Manage Changes in the Behavior and Mood of Their Relative with Dementia: An Online Focus Group Study[J]. BMC Geriatrics, 2016,16(1), 95.

[19] 吴子幸 , 胡欣 , 江伟 . 老年人群睡眠特点及其与认知损害相关性的研究进展 [J]. 实用临床医药杂志 ,2022,26(19):135–139.

[20] Risk Reduction of Cognitive Decline and Dementia: WHO Guidelines. Geneva: World Health Organization; 2019. Licence: CC BY-NC-SA 3.0 IGO.

[21] Fiske A., Wetherell J. L., Gatz M. Depression in Older Adults[J]. Annual Review of Clinical Psychology, 2009, 5(1), 363–389.

[22] 赵更力 , 何燕玲 . 儿童早期发展系列教材之三：孕产期心理保健 [M]. 北京 : 人民卫生出版社 , 2014.

[23] 钱耀荣 , 晏晓颖 . 中国产后抑郁发生率的系统分析 [J]. 中国实用护理杂志 ,2013. 29(12): 1–3.

[24] 张雪 , 丁辉 . 产后抑郁危险因素研究 [J]. 中华健康管理学杂志 , 2012, 6(2),116–118.